医者が教える、知らないと怖い60の真実

【大活字版】

酒匂常男

はじめに――Dr・ホッピーの誕生

ある日の外来。「おや、お久しぶり。また健診でひっかかったんですか？」「いや、今日は患者としてではなく仕事の依頼です」。

編集長との出会いはその1年前、健康診断の結果で精査を受けろとのお達しで彼が来院したときだった。相当悪い肝臓の数値。「お酒は飲んでいません」を信じて、いろいろな肝臓病を説明し、検査項目の読み方を詳しく指南し、採血してお帰りいただいた。しかし、「一生モノの肝臓病かもしれません。お子さんがいらっしゃるなら、将来を見据えて精密検査をしましょう」にビビッて、再診時に大酒飲みであったことを白状。

彼は、初診時のオイラの医師としての対応に感銘されていたようで、ｗｅｂマガジンを構想しているときに「アイツに頼もう」となったようである。最初は断ったが、最終的に彼の熱意に押し切られた。最初の取材時に、酒の話で盛り上がり、オイラがソレの歴史を熱く語るのを聞いていて、ペンネームが決まった。ソレとは〝ホッピー〟。これがDr・ホッピー誕生の瞬間であった。

それ以前から、日常診療で患者さん、いや国民の病気に対する誤った認識に不満を感じつつ、その原因が国民自身の医療お任せ主義によるものばかりでなく、医師、メディアの責任でもあることを常々感じていた。「何でも吠えてください」との編集長の依頼（?）もあり、思いっきり吠えさせてもらった。同業者の読者から誤りを指摘されたこともあったが、オイラ個人を知る同業者からは、「よくぞ言ってくれた！」「まさしくそのとおり！」とお褒めをいただいた。

思えば、ｗｅｂマガジン『月刊チャージャー』のコンテンツとして〝健康指南〟がスタートし、途中、現『ｃｏｄｅ－Ｇ』への移籍を経て、連載開始から早くも8年が経とうとしている。じつは数年前から、件《くだん》の同業者らから「なぜ本にしないんだ?」と責められていた。そのたび、「だってさ、どこの馬の骨ともわからん医者が書いたものを出版するなんて、そんな酔狂な出版社（失礼！）があるわけないでしょ」とかわしていた。

しかし、世の中何が起こるかわからないもの。このたび、ご縁があってなんと書籍化が実現した。

「Dr・ホッピーの遠吠えは現場の医者の叫びなんです！」と熱く話したオイラのために、SBクリエイティブの柳沼豊さん、ライターの中山薫さんが、過去8年の記事からのピックアップ、構成、編集を担当してくださった。オイラのグチグチ文句をものともせずにさすがはプロ。出来上がった1冊の本は、Dr・ホッピーの真骨頂である「ええっ？　そうだったの⁉」が満載となった。お2人に深謝いたします。

また、『月刊チャージャー』と『code-G』の編集長、過去に記事に携わったすべてのスタッフと連《つる》んで、取材と称した単なる飲み会の場を提供してくれた飲食店に、「こんなんできました〜」と報告に参上したい限りでございます。皆さま、覚悟しておいてください。

医者が教える、知らないと怖い50の真実●目次

はじめに　3

第1章　アナタの健康常識はヒジョーシキです！

1　風邪の予防にうがい・マスクって、今でも信じられてる不思議　12
2　栄養ドリンク？　そんなもの、そのままオシッコになるだけ　15
3　本当に脂肪が燃えたら臭くてたまらないはずなんだが……？　19
4　近くに鼻をホジホジする人がいたらインフルエンザに注意！　22
5　メタボ対策、カップ麺たった1個で水の泡　24
6　健康のために「体温を上げろ」とは、またムチャなことを！　28
7　高コレステロールの犯人は自分の肝臓だって知ってた!?　32

8 口臭は内臓の病気が原因、はウソ!? 35
9 肝臓水解物、ウコン、オルニチンのペテンにだまされるな! 39
10 先進国で堂々と〝風邪薬〟を売っているのは日本だけ! 44
11 ニンニク食えばスタミナがつくってデータを見せてくれ! 49
12 「お腹にくる風邪」って、なんじゃそりゃ!? 53
13 今年も間違ったインフルエンザ対策をするつもりか? 56
14 肝硬変の患者さんはお肌プ~リプリ!? 61
15 「リンパマッサージ」ってなんぞなもし? 65

第2章 アナタの知らない危険がいっぱい!

16 抗生物質で、くしゃみ1回から人工肛門へ!? 70
17 キスしただけでうつる「ファーストキス病」とは? 73

18 パンツを下ろす場所ではノロに注意！ 76
19 繊維たっぷり冬の鍋で腸が詰まる⁉ 81
20 デスクワーカーの頻尿・頻便にご用心！ 84
21 「早期がんでよかった～」なんてとんでもない⁉ 88
22 夏のバーベキュー・焼肉はデンジャラス！ 94
23 彼女の腹痛にご用心。その痛み、性病かも！ 97
24 ウイルスで股間がカリフラワーに⁉ 101
25 血が出たらヤバい！——体の中でも外でも 103
26 花粉症が元で生死を分けることもある！ 108
27 「そっちですか⁉」の性感染症 111
28 「強い薬」「弱い薬」なんてない！ 114
29 たかが咳と甘く見ていると呼吸停止の可能性も⁉ 118
30 〝はしかクライシス〟は健康ボケの国民によって起こる！ 122
31 〝コンドーさん〟アレルギーでラブホから救急搬送⁉ 126

32 検便のやり方を間違っていると、命を落とすかも!? 128

第3章 医者は何でも知っている?

33 夜間受診はそれなりのデメリットを覚悟すべき 134
34 「胃・腸・炎」などという病気はないのだ! 138
35 定期健診、ほぼ無意味って知ってる? 141
36 これがリアル「白い巨塔」だ! 146
37 良い医者・悪い医者は風邪の対応で見分けろ! 151
38 看板の「○○科」はぜ〜んぶ〝自称〟だって知ってる? 158
39 病院にだって売上目標があるし、リストラだってちゃんとある 163
40 〝メジャー〟に行きたがらない医者が多いワケとは? 167
41 うどん粉を丸めた薬で年商67億円!? 172

第4章 ホンネを言わせてもらいます！

42 研修医は一度やったらやめられない？ 180
43 その検査の〝常識〟はヒジョーシキです！ 184
44 「ストレスですね」はヤブ医者の証？ 189
45 病院はコンビニじゃないってーの!! 194
46 医者が嫌がる患者はほかでもない、アナタなんですよ！ 198
47 糖尿病治療は〝塀の中〟に入れば一発よ！ 202
48 救急車1回の出動コストは4万5000円也！ 204
49 医者が言う「奇跡です！」は単なる誤診!? 206
50 いざというときのドクハラ対策 210
おわりに 214

第1章

アナタの
健康常識は
ヒジョーシキです！

1 風邪の予防にうがい・マスクって、今でも信じられてる不思議

子どもの頃、「外から帰ったら、うがいをしなさい」と言われたことがあると思う。数年前まで、風邪やインフルエンザの予防として〝うがい〟が奨励されていた。今でも「外から帰ってきたらうがい」と、多くの人が何の疑いもなく認識しているのではないかな？

正直に言っておこう。**うがいは風邪の予防にほぼ効果がない**……と。

風邪のほとんどはウイルスが病原体なのだが、ウイルスはノドなどの粘膜に付着すると、すぐさま体内へ入ろうとする。種の保存のためじゃな。だから家へ帰ってうがいをする頃には、すでに手遅れ。アナタが、外を歩きながらも常にコップ片手に「ががら、ぺーっ」とやってれば話は別だけどね。

風邪、インフルエンザの予防法は、かつて「マスク→うがい→手洗い」の順だった。ところが最近は、「うがい」がひっそり消えていることがある。数年前までのこのご指導に、はたして医学的な根拠は存在していたのだろうか？　テレビで偉そうにしゃべってるコメンテーターの先生やマスコミは、どうして今になってうがいを仲間はずれにしているのか？　理由を聞かせてほしい。根拠のない「言い伝え」医療を国民に伝えないでほしいものだ。そんなことだから、今年もインフルエンザが流行る。

うがいと同じくマスクも、風邪・インフルエンザ予防に効果ありとされている。こっちはいまだに現役だ。年末年始やゴールデンウィークなどを海外で過ごす日本人が、日本にいるときと同じようにマスクを着用して外出する。これが現地の人には奇異に映っているようじゃ。というのも、日本人の「予防にはまずマスク」ではなく、彼らには「他の人に感染させない」のがマスクの機能、という認識の違いがある。

そもそも、マスクでウイルスの吸引を完全に防ごうとしたら、それが可能なのは「N95」という規格のものしかない。N95以外のマスクはウイルス通過を阻止できず、吸引感染を予防できないのじゃ。はたしてアナタのマスクはN95？

この規格は、米国労働安全衛生研究所が定めた基準で、もともと製造現場等で粉塵を防ぐための機能を数値化したもの。N95とは試験粒子を95%以上捕集できることを意味していて、この能力であればウイルスの通過をほぼ100%阻止できる。ちなみに、完全にウイルスの吸入を防げるようにした場合、マスク越しに「線香の匂いも感じない」そうだ。つまり、歩きタバコの副流煙を感じるようでは、アナタのマスク法はダメってこと。

CDC(米国疾病対策予防センター)も、「キッチリ装着してないマスクは意味がない」と言っている。つまり、たとえN95だろうと、鼻のラインをきちんと塞いでアゴの下まで伸ばして、一切の隙間がないように着用していなければ意味がないのだ。**そこらのコンビニやドラッグストアで買えるようなスッカスカ、ペッラペラなマスクにそんな密閉性はないから、感染予防という意味ではまったく用をなさない。**これがアンサーじゃ。

日本のコメンテーターの先生方は、いったい何を根拠に「予防にマスク、うがい」と言っていたのだろうか?

2
栄養ドリンク？　そんなもの、そのままオシッコになるだけ

習慣的に、あるいは疲れたときに、何らかの栄養ドリンク剤を飲んでいる諸兄も多いかと思う。テレビCMを見ていると、朝、出勤前にゴックン、やる気満々、ロケットのごとくのパワーで出勤したり、はたまた背中に翼が生えて飛び立ったり。とにかくすんげー飲みもので、人類はドリンクごときでここまで肉体とモチベーションをコントロールできるようになったのか！　と目ん玉が飛び出ちまうよね。

そんなイメージで今日もドリンク剤をグイ飲みしているアナタに、残念なお知らせがある。厚生労働省が定める「日本人の食事摂取基準」によれば、**日本人のビタミン摂取量は十分足りている**ことになっているのだ。そりゃそうだろ。ほとんどすべての食材が1年中食べられるこのニッポンで、よほどの偏食でなけりゃビタミン不足にはなり得ない。

さらに、体内のビタミン貯蔵量には限界があるということはご存じ？　**余分に摂取**

したビタミンはどうなるか？　オシッコやウンコと一緒に排泄されてしまう。あ〜、もったいない。それどころか、種類によっては摂り過ぎると排泄されずに、体内に蓄積して健康を害するビタミン過剰症というものもある。だからむやみに飲めばいいというものではないのじゃ。

医療現場では、明らかなビタミン欠乏症状がなければ、ビタミン剤を処方してはならないことになっている。点滴だけで水分や栄養を補給しなければならなくなった患者でも、1週間以内はビタミン剤を投与してはならない。やむを得ず投与を開始したとしても、食事を摂ることが可能になったら、速やかにビタミン剤投与を中止するよう指導されている。これは、「日本人の食事摂取基準」という根拠に基づいた素晴らしい指導だ。医療費削減、厚労省えらいっ！

では、過剰にならない程度のモノが適度に配合されているドリンク剤を飲むとどうなるか。かつて日本に世界的に有名なビタミン博士がいたそうで、あるインタビューに答えている。

「おお、そいつァ、効くぞ効くぞ」

「何がどのように？」

「何がどのようにではない。体によさそうなモノを飲んだという安心感、これが効くんじゃ」

「高価なドリンクなら効果が強いのでは？」

「値段の高い成分が配合されているだけのことで、その成分が飲む人の症状に合っているとは限らんじゃろ？　フォッ、フォッ、フォッ（と笑ったかどうかは定かでないが……）」

なんだか無駄なお金を使っていたと思いません？

貧血のときにアナタががんばって摂取している鉄だって、１日に吸収できる量に限界があるのをご存じ？　レバーを食いまくったって吸収限界以上の鉄分はウンコで出てしまうのだ。

ダイエットにいいとブームになった〝プロテイン〟にしても、読者諸兄はどう理解していただろうか？　タンパク質を主成分とするサプリメントのことだと思っていた方も少なくないのではないだろうか。

お伝えしよう。タンパク質を英語で言うとプロテイン！　ついでにアミノ酸はタンパク質の構成物質の総称。つまりプロテインもアミノ酸もタンパク質と同義語。どう考えても、**炭水化物、脂質と並ぶ3大栄養素であるタンパク質を摂ったからといって痩せるわけがない。**炭水化物、脂質の代わりに低カロリーのタンパク質を食べたから、摂取カロリーが減って痩せただけのこと。

おわかりかな？　〝ダイエット〟というカタカナ語に、さらに〝プロテイン〟だの〝アミノ酸〟だののカタカナをくっつけることで、1億総英語コンプレックスの日本人の心理がくすぐられてしまうのだ。いっそ〝蛋白質痩身法〟とでも呼べば、もっといかがわしさが伝わるかも？

栄養学には、エネルギー源の黄金バランスというものがある。

炭水化物5：脂質3：タンパク質2

筋肉（筋線維）が増強していくトレーニング中の運動選手などは、タンパク質を増やした4：3：3が良いとも言われているが、通常の生活では摂取カロリーの半分を炭水化物として摂取すべきとされている。

なぜなら、消化吸収された炭水化物は、ブドウ糖という形で脳や筋肉を動かすだけでなく、それこそ生命維持にとって最も効率の良いエネルギー源だからだ。

では、炭水化物を摂らずにプロテイン（タンパク質）だけを摂取した場合、どうなるか。答えは、生きるためのエネルギーとして使われるだけ。効果はプロテインと同カロリーの炭水化物を摂るのとな〜んも変わりません。

3 本当に脂肪が燃えたら臭くてたまらないはずなんだが……？

巷では、〝脂肪を燃焼させてダイエット〟なんてサプリメントを目にする。体内で脂肪を燃焼させると、生化学的には最終産物としてケトン体という物質が生成されることになっている。

ケトン体は呼気や尿・汗から排泄され、〝ケトン臭〟という特有の臭いをもたらす。いわゆる汗臭とはまた違った臭いで、食事制限と運動などで脂肪を燃焼させてダイエットをすると、なんともいえないスッパ系の臭いを発散するのだが、クッセェんだな、これが。

それなら、脂肪燃焼ダイエットサプリを摂っている最中は、その人は〝臭い人〟になってるはずなのだが、けっこう商品が売れているはずなのに、電車に乗っていても臭くないよネ。**つまり、脂肪は燃焼していないということだ。**残念でした。あ〜、金がもったいない！

そもそも太る、すなわち脂肪が沈着するのはカロリーオーバーだからだ。摂取したカロリーが消費されないと、動物は余ったカロリーを放出する機能を持ち合わせていないので体内に蓄えようとする。炭水化物は一定の貯蔵庫があるが、過剰摂取して残った炭水化物とタンパク質はそのままの形では蓄えられない。すべて体内で中性脂肪に変えられて皮下・腹腔内・肝細胞内に沈着する。だからデブるのだ。

お相撲さんは日頃、脂肪の塊を食っているわけではない。栄養バランスの素晴らしいチャンコを食いまくって美しいアンコ型に変身している。食べなきゃ痩せますよ、病気がなけりゃね。

脂肪を燃やす前に、とりあえずメタボになる食事は控えてみよう。代表格である高カロリー高脂肪の焼き肉は特に。多くの人が有り難がるA5ランクの黒毛和牛……。このランキングは、主に脂の質と入り方を評価しているだけ。うまいうまいって食ってる人は〝肉の味〟ではなくて、肉に入っている〝牛脂の味〟に満足しているわけ。だからデブるのだ。

しかも香辛料ドバドバの焼き肉は、「当店のタレはニンニク他、秘伝のスパイスを数種類」。食ってるときは「うみゃ〜でよ」でも、翌日のオシッコを嗅いでみろ！あの臭さが汗からも出てくるのだ！

つまり、焼肉を食うとオーバーカロリーくらって、さらにメタボって臭くなり、さらにさらに香辛料で臭くなってしまうわけだ。普段から体臭を気にしているアナタ、あるいは自分は平気だが、周りから「クッセェ！」と思われてるかもしれないアナタ、焼き肉屋ではおとなしくサンチュでも食べてなさい！

4 近くに鼻をホジホジする人がいたらインフルエンザに注意！

目が痒かったり気になったりで目をこすったり、鼻をホジホジするのは日常行為。でも、あちこち触ったその指にウイルスが付着していたらどうなる？　ウイルスを目や鼻の粘膜になすりつけているのと同じで、ヤツらからすれば鼻ホジは〝着地成功〟とあいなる。

確か二十数年前のＮＨＫだったと思うが、ウイルスの移動経路を目に見えるようにした番組があり、印象的だった。風邪をひいて鼻水ズルズルのスタッフの鼻の中に蛍光剤を入れて、それがオフィスにどう拡散するかを実験したものだ。スタッフがティッシュペーパーで鼻をかむと、蛍光剤は手のひらに付着した。その手のままオフィスワークをすると、蛍光剤は机の上、椅子の背もたれ、ファイルなどなどに広がった。

驚いたのは、他のスタッフがその蛍光剤に触れると、その人の手も蛍光を発したこと。実験はそこで終わったと記憶しているが、その手で目・鼻をこすったら、おそらく目・鼻も蛍光を発しただろう。

この蛍光剤がウイルスだったらどういうことになるか、もうおわかりじゃろ。アナタが手で触れたその部分……電車の吊り革や手すり、洗面所の蛇口、すべてのドアノブ、エレベーターのボタン……。インフルエンザで鼻水ビ～ンの人が触った後だったら、アナタの手にウイルスが付着してしまうはず。そして、その手を洗わなければ目・鼻から体内への侵入は時間の問題！

風邪やインフルエンザのウイルスは、鼻や咽喉《いんこう》の奥や気管支の粘膜に付着する。だから鼻だけでなく、鼻の奥に開口する涙管につながる目も着地点となり得る。**アナタの職場でちょくちょく風邪をひく人には、目こすり・鼻ほじりのクセがあるのかもしれんな。**

病原体が手に付着したまま何気なく目をこする、鼻をほじる。また、その手でモノをつかんで食べる。すると粘膜に付着した病原体が入り込み、感染が成立するっつーわけ。よって、感染予防には常に手を洗うこと。外出後だけでなく頻繁に洗ったほうがいい。できれば石鹸でゴシゴシとちゃんと洗うべし。

インフルエンザウイルスは乾燥に強く湿気に弱いため、湿度が下がる冬はウイルスが生存しやすく飛沫感染が多いのは事実。しかし、患者さんと多く接するオイラはインフルエンザにかかったことがない。他の医師もあまりかからない。なぜか？　多くの医師は、院内感染防止のため、**習慣的に手を洗っているから**じゃ（最近は予防接種も毎年しているが）。そして言っておくが、うがいはしたことがない。

風邪やインフルエンザから自分を守る基本は、うがいでもマスクでもなく、手洗いだ。これは何度強調してもし過ぎることはない。英国保健省は「マスクで感染予防できるとの誤解で手洗いしなくなると困る」と言っている。どうか胆に銘じておいてほしい。

5　メタボ対策、カップ麺たった1個で水の泡

以前、オイラは「料理人の気合いに申し訳ない」と、ラーメンなど麺類を食べると

きにはスープを全部飲み干していた。ところが大学4年のとき、お遊びで測った血圧にびっくり。160／90もあったのだ！　そこで直ちにセルフ食生活改善委員会を発足。トンカツはもちろん、キャベツにもソースも何もかけずに食べるほどの減塩生活を3週間続けたところ、薄味に慣れた。おかげで食材そのものの味がよ〜くわかるようになった。血圧？　120／70台に正常化したよ。

最近、行列のできる人気ラーメン店は、だいたいどこも塩分が多いと感じる。オイラの後輩が人気ラーメン店にお袋さんを連れていったところ、お袋さんはたった一口食べて「こんなにしょっぱいものを食べてるの？」と驚いたという。これって若者を中心に、塩気がないと美味しく感じなくなってきているということではないか？

子どもの頃から食べているカップ麺を食べると、「表示されている塩分以上にしょっぺーな」と感じるのだが、これはオイラの年のせいではないらしい。カップ麺に表示されているのはナトリウム量だが、ナトリウムは食塩に含まれる成分のひとつであって、ナトリウム量＝塩の量ではない。計算してみると、実際はカップ麺1杯あたり平均6gもの塩分を含んでいるのだ！　スープまで全部飲み干すと、塩分を必要とする舌に調教されちまうぞ。

厚生労働省が定めている食事摂取基準が2010年4月に改められ、日本人の塩分摂取量の基準が1日10gから9gになった。しかし、これでもまだまだ多い。国際的な塩分摂取量の基準は1日6g未満とされているからだ。

実際に、日本人の塩分摂取量は、他国と比べてみると明らかに多い。現状の日本における平均値は国際基準の倍にあたる1日12g！ しかも塩分摂取量は年々増加傾向にある。今こそ塩分制限のはずが、現実はどうやら反対の流れになっている。そういえば、巷では低カロリー・低脂肪を謳った商品が多いのに対して、一時期〝ブーム〟となった減塩を売り文句にしているモノには、あまりお目にかからなくなった気がする。本当は一過性のブームでは困るんじゃ！

メタボ対策に勤《いそ》しんでいる御仁も、カロリー制限と運動ばかりで、ひとつ忘れていることがないかい？ **メタボの3兄弟は、高血糖・高血圧・高脂血症。**さて皆さん、いやニッポン中のアナタ、このなかのひとつ、高血圧を忘れていませんか？ オイラが医者になった当時、早死にの諸悪の根源といえば高血圧だけだった。**つまり高血圧**

はメタボ3兄弟の長男なのだ。

高血圧の治療の基本は塩分制限。これはすべての医学の教科書に記載されている。塩分を摂り過ぎると血液中の塩分濃度が上昇する。浸透圧の関係で塩は水分を引き込む性質があるから、血液中の塩分が増えることで水分量も増加。圧力＝抵抗×流量という物理の法則からわかるように、血管抵抗が同じなら、塩分過剰摂取で血流量が増えれば、血圧が上昇するというわけ。

使い古しのたとえだが、ゴムホースに長期間高圧の水を流していたらどうなるだろう。硬くボロボロになって、水が滲み出したりするだろう。このゴムホースが血管。つまり高血圧が続くと血管がボロボロになって、出血したり詰まったりする病気になる。たとえば脳梗塞、脳出血、狭心症、心筋梗塞といった病気じゃ。

そして細い血管の集まりである腎臓は、塩分に含まれるナトリウムの濾過を仕事のひとつにしているから、多大な負担を強いられることになる。結果、機能障害をきたすと同時に高血圧をさらに助長し、腎不全、そして人工透析治療をしなくてはならなくなる。その治療は一生続けなくてはならない。週に3日、2、3時間の治療。2泊

3日の旅行も困難となる。

塩分過多に慣れた人たちに「まずくない」と言わせるためか、市場に出回る食品全体の味付けが塩気に傾いているように感じる。つまり、高血圧の予備軍を作っているのだ！「あんたらが作るものは料理を知らない素人の料理で、なおかつ客を早死にさせる〝エサ〟でしかない」。海原雄山ならそう言うだろう。

醤油の海に浮いている氷山のような冷奴をつまんでいるアナタ！　味覚のリセットは、たった3週間の我慢。がんばれ！

6 健康のために「体温を上げろ」とは、またムチャなことを！

体温を上げると健康になるのだという。この手の本を読んだことがないので大きな声では言えないが、聞いてすぐ思ったのは、「そりゃまたムチャをおっしゃる」ということだ。〝発熱〟をはき違えて理解させようとしているんじゃないの？

病原体の感染で熱が出る。これは体内の免疫系が活性化されている証拠で、風邪をひいても「熱を下げないほうが治りが早い」といわれる。実験的に、感染症での発熱時に解熱剤を投与して強制的に熱を下げると、数字で表現できる免疫力は明らかに低下することがわかっている。

だが、それ以外では、そもそもヒトの体温はそんなに簡単に上がらない。外の環境が変化しても、体温を一定に保とうとする機能が備わっているからだ。ある実験によると、人間は１００℃以上の環境でも、36℃台の平熱を維持し続けることができたという。

ためしにサウナに入って体温（ただし、脇ではなく体内温の指標たる直腸温）を測り続けてみればわかる。人間の発汗機能の偉大さを自覚できるじゃろうて。逆に寒くなればブルブルと体を震わせ、筋肉を動かすことでエネルギーを燃焼させ、体温を上げようとする。体内環境を一定に保とうとする能力をアナタも自覚することができるはずじゃ。

これを医学用語では「恒常性の維持＝ホメオスタシス」という。医者であればこれを知らぬ者はいない。

ホメオスタシスとは、自律神経によってもたらされる個人の体内環境を最適化するための自動調節機能のこと。これによって体内環境が常に最適化されているわけだから、そう簡単に体温が上がるはずがないし、百歩譲ってもし上がったとすれば、その体温はその人の体内環境として適さないものであり、逆に体調不良になってしまう。**もともと人間に備わっている調節機能を無視して、体温を上げることで健康になるなんてあり得ない話だ。**

確かに、体が冷えると粘膜の防御機構の働きが弱まる。寒いところに行くと風邪をひきやすくなるのはこのためだ。**つまり、「温めれば健康になる」「病気が治る」ではなく、日常的に体を冷やさないようにすることが大切なのだ。**

逆に、病的に体温が上がることで致死的になるものに熱中症がある。

熱中症というのは、環境温度の上昇により発生する健康障害で、Ⅰ～Ⅲ度の重症度に分類されている。軽い症状から順に並べると、Ⅰ度：めまい・失神、筋肉のいわゆるこむら返り、大量の発汗。Ⅱ度：頭痛・気分の不快・吐き気・嘔吐・倦怠感・虚脱感。Ⅲ度：意識障害・痙攣、高体温。

気をつけなければいけないのは、水分だけでなく、発汗とともに失われる塩分も補給しなければ熱中症になってしまうということ。それなのに、真夏の標語は「熱中症の予防で水分をこまめに摂りましょう」ばっかり。昔の港湾労働者は水の他に塩が支給されて、ペロペロ舐めながら重労働をこなしていたらしい。

Ⅲ度の熱射病となると、体温が40℃以上になっているにもかかわらず、発汗が一切ない。この高体温が意識障害ばかりか多臓器不全を誘発し、致死的となる。治療にはＩＣＵ（集中治療室）での全身管理、加えて速やかに体を冷やすことが必要。緊急処置として、アルコールをぶっかけて扇風機をガンガン回して強制的に冷却することもある。

塩分制限を日頃から心がけている高血圧のアナタに塩分摂りなさい？　ご安心あれ。一時的に塩分摂取を増やしても、それは「汗とともに消失した塩分を補う」のであって、高血圧症の悪化にはつながらない。救急救命センターのドクターもそうおっしゃっております。

7

高コレステロールの犯人は自分の肝臓だって知ってた!?

血中コレステロール値が高いことによる、直接的な症状というものはない。ただ、アナタが70～80歳になったときに病気を引き起こす。タバコを吸ってりゃ、それが10年以上は早まる。そして、高コレステロールの治療は「食事と運動」が常識になっている。

……が、オイラはこれを疑問視している。なぜか？　知らない人が多いはずだから教えて進ぜよう。**血中コレステロールのうち食事由来のものは、たった5分の1なのだ！**　じゃあ、残りの大部分のコレステロールはどこから？　じつは残り5分の4のほとんどは、アナタ自身の肝臓が勝手に作っているのじゃ。

だから、食事療法に期待してはいけない。薬を飲んで改善するのが正解。食事で改善しようとしても、たった5分の1しか効果がない。それだったらマジョリティの5分の4をターゲットに治療すればいいわけで、つまりは薬で肝臓のコレステロール生産ラインをブロックしてやればよい。コレステロールフリーとか、低コレステロールとかいった御託を並べたてた食品を食べるより、そのほうが手っ取り早くて確実ということだ。しかも好きなものも食べられる。

薬はたった1粒でちゃんとコレステロール値を下げて、食事制限ナシ。しかも最近の薬は、起きてしまった動脈硬化状態をある程度改善させる作用もある。ワケのわからん民間薬や健康食品なんか飲むより確実で効果的じゃ。

現実問題として食事・運動療法をガッツリやって少々数字が減ったとしても、一生その治療法を続けられるか？　医者だって、患者にそんな生き方を勧められるか？煩悩だらけの人類には無理じゃろう。そんな確実性のないものは良い治療・指導とは言えない。

そもそも、コレステロールが問題になり始めたのは最近の話。昔は話題にもならなかった。なぜなら、今より寿命が短かったから。コレステロールが高い状態が長年続いて病気になる前に、他の病気でポックリ逝ってしまっていたのだ。現代人は寿命が延びてしまったせいで、コレステロールなんていう問題が露見してきたってわけ。

今の医学はＱＯＬ（Quality of Life ＝生活の質）を守ることを良しとすることが多いが、有効性の低い食事療法で、食べたいモノを我慢してイライラする治療なんかにＱＯＬはない！

それでも「食事で」と考えている方、アナタのイメージする食事療法だって間違っているかも。

たとえば、豚肉はコレステロールが多そうだからと避ける人がいるが、肉類の中では鶏のササミに次いで低コレステロールだ。豚肉→高コレステロール→脳卒中・心筋梗塞だとしたら、長生きはできないはず。しかし、ラフテーなど、豚肉をよく食べている沖縄（全国1位、平均の１・４倍）は、ご存じのとおり長寿県だ。この矛盾、どう説明するつもりだろうか？

「いや、豚じゃなくて卵がコレステロールリッチなんだ！」と思っているアナタ。コレステロール摂取量は1日３００㎎を超えないようにとされているのに、卵黄1個で２６０㎎程度も含んでいる。だからヤバい……というんでしょ？　しか〜し、アナタも間違い。厚生労働省研究班が「卵の摂取とコレステロール値には因果関係がない」

というレポートを出している。これは海外の論文にも示されているから間違いない。

というわけで、食事療法はほぼ無効だということに気づいただろう。実際に食事療法でコレステロールが下がった人は、せいぜい50人に2～3人だ。これ、現実。

検査でコレステロール値に問題があったら、まず、とりあえず食事療法をやってみて、「やっぱ効かねえや」と理解して、迷わず薬を飲み、そして好きなものを食べなされ！

8 口臭は内臓の病気が原因、はウソ!?

抱き上げた子どもに「パパ、おくちクチャーイ」なんて言われて、「最近、仕事でストレスがたまってるからな。胃が悪いのかな……」なんてシーン、よくドラマであるよね。しかし医学的には、口臭の原因の9割以上は口の中にあると言われている。「虫歯や歯周病が原因って言うんだろ。そんなの常識じゃん」と思ったアナタ、確かにそれは一因だ。しかし、マスコミも注目していないもうひとつの原因がある。

それは、いわゆる〝におい玉〟だ。医学用語では「膿栓《のうせん》」といわれるモノ。咳をするとたまに出てくるクリーム色のニクいヤツ。米粒大の小さなクッセェ物体。それが〝におい玉〟だ。

口の奥にある扁桃腺《へんとうせん》には腺窩《せんか》と呼ばれる小さな穴があり、その穴に食べ物のカスや細菌の死骸が塊として溜まってしまう。それが口内細菌により醗酵して、臭いを発するのだ。耳鼻咽喉科的には慢性扁桃腺炎の産物ということになる。

オイラもたまに出てくるが、つぶすとチョー臭い。とても自分の体から出てきたものとは思えないほどだ。歯を磨いた後の歯ブラシを嗅いで臭くなければ、口臭の原因は歯周病とかじゃなくてコイツと考えるべき。ネットに〝におい玉サイト〟（グロいので閲覧注意！）があるくらいだから、コイツを持ってる人は多数いるようじゃの。膿栓を除去したいのであれば、耳鼻咽喉科へ行くのがお勧め。専用の器具でテキパキと吸引し、洗浄までしてくれて、しかも保険が適用される。

ちなみに内臓が悪くて口臭を放つのは、じつはいずれも生死にかかわるような大きな病気にかかっているときだけだ。すなわち、①末期の肝硬変症、②糖尿病性ケトアシドーシス、③腎不全による尿毒症、④肺化膿症、である。

ということで、〝口臭＝内臓が悪い〟には、何の根拠もない。これもまた、医学が今みたいに発達していなかった時代からの言い伝えで、身体の中を調べる術がなかったご先祖さまたちが、なんとか外見から診察しようとしていた時代の診断方法だ。

最後に、右に挙げた４つの病気の口臭について、念のため解説しておこう。まさかどれかに該当してるってことはないだろね？

■アンモニアっぽい臭い

肝硬変症（慢性肝疾患のなれの果ての病態）で出る口臭は〝肝性口臭〟といい、アンモニアっぽい臭いがする（教科書的には〝腐った卵とニンニクの混ざった臭い〟と表現されている）。これは肝臓で処理するべきアンモニアが処理しきれず、血液中の濃度が異様に高くなる「高アンモニア血症」によるものだ。

高アンモニア血症は肝臓の代謝の異常だ。しかし肝臓のアンモニア処理能力は著しく高いので、正常の肝臓はもとより、肝硬変であっても少々肝機能が低下したぐらいでは高アンモニア血症にはならない。**アンモニア口臭が出るようなところまで肝機能が落ち込んでしまった人は、残念ながら、ほぼ1年以内に肝不全で亡くなる。**そんな状態で初めて臭う〝内臓からの口臭〟なのだ。

また、重症の腎機能障害によって起きる尿毒症でもアンモニア臭がする。こちらは排泄の異常。腎臓という濾過施設が稼動していないからオシッコが出ない。つまり飲んだ水が体に溜まりまくって、血液中のアンモニアや尿素が多くなり、呼気として肺から排出されるのだ。つまり、臓器の高度な機能障害の現れとして口臭が出てくるわけだ。腎不全で口臭が出るようなら、足のむくみや呼吸困難、有害物質による意識障害も現れてくる。

■スッパ系の口臭

糖尿病で高血糖（血糖値500以上くらい）になるとスッパ系の口臭（ケトン臭）がすることがある。エネルギーを得るために脂肪が分解されると、最終的にケトン体という物質が生まれ、肺から排出される。このケトン体が独特のスッパ系の臭いがするのだ。

糖尿病でこの口臭が出ているほか、ボーッとする、何回もトイレに行きたくなる、やたらと喉が渇く、呼吸が速いといった症状が出ている状態は〝糖尿病性ケトアシドーシス〟といわれ、生きるか死ぬかの状態だ。意識障害を起こす場合もある。

なお、肺化膿症の口臭については、オイラはまだ患者さんを診察したことがないので直接嗅いだことはないのだが、教科書的には「腐敗臭」と記載されている。

さて、どうだろう。アナタの身体はこんな状態ではないはずだが……？

9 肝臓水解物、ウコン、オルニチンのペテンにだまされるな！

先日、友人が飲みの席に持ってきた小瓶を見て、久しぶりに怒り心頭だ！〝肝臓水解物〟を添加したという「お酒を飲んでも安心ドリンク〝ヘパ××〟」。薬局で勧められ、深酒に備えて1本買ってみたとのこと。おいおい、オイラとの付き合い何年ですか？　まあ半分ネタなのだろうが、彼が買ってくるということは、その何万倍もの人が被害にあっていると考えるべきじゃな。

まず、売り手が効能を垂れておる〝肝臓水解物〟とは何かというと、牛や豚など哺乳動物の肝臓に消化酵素を加えて水に溶かした（＝水解した）もののことだ。え？　焼き肉屋のレバーを焼かずに水に溶かして云々と同じかって？　そうそう、そういうことでほぼＯＫ。この商品を飲んだからといって、**単にレバーなんだから何ら副作用の危険が出るはずがない。確実に安全だからガンガン飲ませて儲けましょうってことなのだろう。**逆に本当に効く薬だったら副作用もあるわけで、やばくてコンビニなんかでヒョイヒョイとゲットできるわけがない。

なぜこんな商品が出てきたのだろうか？　その昔、人類は肝臓の病気に対して何ら対策が打てない時代があった（今でも人類は、肝臓病の治療薬は手にしていない）。そんな頃に浮かんだアイデアのひとつに、「だったら肝臓を食えば？」という大雑把な発想があり、出来上がった薬が〝ヘパ××〟の医療用薬である〝プロヘパール〟という肝臓水解物なのじゃ。

しかし医学が進化した今、医者なら〝プロヘパール〟なんざ誰も使わねーよ！　と

いう理解に至っている。驚いたことに今でも処方が可能なのだが、もし処方する医者がいたら、そいつは間違いなくヤブ医者と言ってよい。こんなものを放っておく厚生労働省や消費者庁の問題も大きい。製薬会社とどんなつながりがあるのか？　と勘ぐってしまう。

たとえば、心臓の機能に障害がある人は、ハツ（心臓）を食えば心臓が良くなるとお思いですか？　大腸疾患の人ならば、シロやテッチャンを食べたら何かしら病状が改善すると考えられますか？　ああもう、耳が聞こえなきゃミミガー食いますか？　足を怪我したら豚足かい？

んなわけねぇだろ。でも、そういう次元のことを言っているのだ、ここの製薬会社は。この商品の広告を見てみると、皆に誤解をせしむるように大きな声でそう言っているのだ。

あとウコンな。これも同じく肝臓の働きを助け、アルコールの分解に良いなどと巷でいわれているが、意味がないからやめたほうがいい。ウコンの成分がアルコール代謝に補助的に作用するなんて、誰が実験して証明したんだ？　オイラはそれに関する効果を検証した論文にお目にかかったことがない。

それでも「効果があるんだよ」という御仁。効いたと思うのはプラセボ効果（偽薬を薬だと思い込んで服用することによって何らかの改善が見られる効果）以外のナニモノでもない。プラセボ効果を認めないのならお尋ねしよう。肝機能って何ですか？と。「こういうモノでございます」と答えられないのなら、何がどのように効いたと言えないではないか。

じつはウコンは腸からの吸収が著しく悪い。ほとんど吸収されずにウンコでサヨナラ。まさにウコンのウンコさ。笑ってくれ！　その最大のダメ理由が流布しはじめたら、今度は吸収を良くしたウコンだとさ。データ出してよ。新ウコンでの血中濃度を調べたやつを。

仮に100％吸収されたとしても、ウコンごときで肝臓が元気になるなら、どうして肝移植で脳死問題が出てくる⁉　ウコンが本当に効くなら、肝臓病で辛い思いをしている患者さんはもっとイージーに救われると思いませんか？

新聞ではシジミエキスの広告をよく目にする。「お酒好きのお父さんに」という謳い文句で「シジミは昔から肝臓に良いと言われています。それはシジミの成分のオルニチンが良いのでございます。飲酒の前後ばかりでなく、日常でもシジミを食べましょう。この商品は有効成分であるオルニチンを1粒にシジミ何十個分配合……云々」という具合。

まず素朴な疑問を繰り返そう。「肝臓に良い」「身体に良い」って、どこにどう良いんだ？　「昔から言われている」って、誰がいつどのような研究の結果から言い出したんだ？　オイラには「マヤカシ物ですよ」と言っているようにしか聞こえない。

そもそもオルニチンは、肝臓の役目のひとつであるアンモニアの解毒＝代謝にかかわる物質で、アルコール代謝とは無関係。だから、「お酒好きのお父さんに」なる広告は誤り、というか、どえりゃ〜きれいなすり替え詐欺！　オルニチンがないとアンモニアが解毒できず肝機能障害になる→だからオルニチンは肝機能に大事→さあ、お父さん、たくさん摂りましょう！　と、巧妙に話をすり替えているのだ。

それに、じつはオルニチンは体内で合成できる非必須アミノ酸だ。だから、わざわざシジミを何十個も食べる必要はないはずで、「オルニチンサプリメントを摂って健康に……」もウソ。

つまり、肝臓水解物もウコンもオルニチンも、酒飲みにはなんのご利益もなし。もちろん肝臓に良いわけでもなんでもなく、とどのつまり、な～んも起こりません。財布が軽くなるだけだわネ。

10 先進国で堂々と風邪薬を売っているのは日本だけ！

「くしゃみ鼻水、かかったかな」と思ったら、アナタはどうする？　日本のテレビ局は公共の電波を使って皆さんを薬漬けにしてやろうとでもいうのか、毎日「クスリ、クスリ！」とけたたましくＣＭを流している。その目的は「風邪は薬で治すもの」との洗脳と言わざるを得ない。じつは〝風邪薬〟と称する薬を市販しているのは先進国では日本くらいで、１０００億円市場と言われているんだぜ。

そもそも皆さんは、風邪をどのように捉えているのだろうか？　医学的には、風邪とは「上気道のカタル性（じくじくした状態）の炎症」のことで、症状は軽微なもので、ノドの痛みや鼻水・鼻づまり、咳、熱、倦怠感、頭痛など。これらが複合して起こっている〝状態〟を総称して風邪と呼ぶ。そして、こうした症状は「4、5日から長くても1週間で自然に軽快ないし治癒する」もの、と定義されている。

風邪的〝状態〟の90％以上がウイルスによる感染症だ。その原因となるウイルスは60種類以上あると言われている。そして残念ながら、それらウイルスに対する特効薬は世界のどこにも存在しない。つまり、人類は風邪を治せないのだ。

では、いわゆる〝風邪薬〟って何なのかというと、消炎鎮痛剤や抗アレルギー剤など、風邪の諸症状を緩和させる成分が配合されているだけ。つまり風邪薬は、治す、治せる、治る薬ではないのである。

風邪が治るのは、アナタの体が侵入してきたウイルスをやっつける抗体（免疫）を十分に産生したから。十分に産生するのに4、5日かかるから、その頃になって〝風邪が自然と治る〟のだ。**本来は薬なんぞ必要なく、放っておけば治る。ウイルスがいなくなるからだ。**またまた残念ながら、人類はこの過程すらも薬で行うことはできない。おわかりかな？　したがって、風邪薬を飲めばすぐに風邪が治ると伝えるＣＭは大いに問題がある。

よく「風邪は万病の元」というが、これは誤った言い伝えじゃ。先に書いたように、風邪は４、５日で自然に治るのだから、「万病の元」になるわけがねーじゃねぇか！

どんな大病も、その初期症状は軽い場合が多く、ゆえにその状態を医者ですら「風邪をひいた」と判断してしまう。そしていっこうに良くならないどころか、ひどくなって受診して、言われた大病の診断に「ええっ⁉　風邪を治しておけばよかった」となる。ちゃいまんねん！　それは、もともとその病気にかかっていただけ。ひどくなるべき経過の病気にかかってしまっただけなのだ。

製薬メーカーは、この〝言い伝え〟をうまく利用して洗脳商売をしているのだ。「早めの治療が一番」と。鼻水＆くしゃみが出たら万病にかからないように「薬はどこにあったかな？」と風邪薬を探してしまうアナタは、確実に洗脳されている。

ＣＭによる洗脳はまた、別の大きな問題をかかえている。保険を使ったほうが安くてお得！　医者の薬のほうが効くはずだし……、というポリシーの持ち主が、少々の鼻水で「早めに来ました、薬ください」という塩梅《あんばい》で、いそいそ病院へやってくる……。来てもらうには何とも思わないが、ちょいと考えていただきたい。

3割負担として、日本中で1日に1万人がくしゃみ鼻水の〝万病予防〟で受診するとしたら、保険機構が支払う金額は1日で約2000万円。年間だと約60億円。大病の元凶でもない鼻水ごときでだ。さらに、ノドがちょっと痛いだけで浪費される医療費も同じ程度はありそう。放っておけば治る症状に、じつに毎年約120億円もの保険料が消えてゆくことになるのだ。

そもそも市販の総合感冒薬が1000億円市場だから、いかに日本人が薬漬けにされているか、よくわかるのではなかろうか。テレビCMには女優さんが出てきて「なんか熱・ハナ・セキが……」みたいなことを言って、総合感冒薬を飲んだらすっかり元気になってニッコリ。世の中の人はこれを見れば「治る」と思っちまうわな。

実際、風邪の患者さんに「風邪は薬で治すもの？」と問うと5割以上の人がそう思っている。しかし、風邪薬の箱と説明書をよ～く見てみるといい。そこには事実がちゃんと書かれている。「感染に起因する症状を緩和させるモノ」と、隠れるほどの小さな字で！　ＣＭの最後にも読めないくらいの小さな字で０・５秒ほど、画面の隅に同じ記述が表示されている。ハイビジョンテレビで録画しないと読めませんな。

お隣の韓国ではどうだろうと韓国人の知り合いに聞いてみたところ、「ＣＭもあったようなないような」とうろ覚えだそうで、ずいぶん日本と事情が異なるようだ。やはり日本の薬漬けは異常ではないか？　そこで頭に思い浮かぶのは「日本医師会」というキーワード。お役人様とセットでメーカーさんからいろいろあるのではないだろうか。

ということで、とにかくみんなもっと怒らないといけないゾ。これほど医学が進歩しているにもかかわらず、既得権者の懐や、はたまた政治的な理由で国民を薬漬けにするこの国のシステムに。「うまく誘導すればこちらの思い通りに買ってくれるから」「医学的な風邪の真実を教えないほうが儲かるから」と、今日も国民は馬鹿にされ続けているのだ。

11 ニンニク食えばスタミナがつくってデータを見せてくれ！

「夏バテ予防にスタミナをつけて」とよく言うが、それなら〝スタミナ〟って何だか知ってる？　スタミナとは持久力のこと。わかりやすく言うと、行動を長く持続する力のことだ。

巷では豚肉や、ニンニクをたっぷり使った焼き肉でスタミナをつけよう！　などと言う。ビタミンB群にはエネルギーの補給を助ける働きがあるため、それを多く含む食べ物がスタミナアップに良いということらしい。

しかし、またしても申し訳ないが、**肉を食べたくらいでは持久力はつかない。**本当に持久力をつけたいのなら、いつも通りの飯を食って、ちょっとでもいいから発汗運動をして、くだらないテレビ番組なんぞ見ないで早く寝ることだ。

そもそも〝夏バテ〟というのは医学用語ではない。高温多湿のために起きる易疲労《いひろう》感、倦怠感、食欲低下などといった不快な身体症状を総称していう。そのメカニズム自体は医学的に解明されていない。だから、どういう成分が効くかなんていうことも、わかりようがないのだ。もし肉を食べて効いたと思うなら、それもプラセボ効果というものだ。病態そのものは自律神経が失調している状態なのだろう。しかし、「暑さでやる気が出ない」ことと自律神経の失調との関連は説明がつかない。

それよりも問題なのは、夏バテだといって無理に調子を戻そうとすること。夏バテはいわば自然の摂理というもの。飯を食えなくて痩せてしまったら、自然界からメタボ治療を受けたと思えばよい。

で、**自律神経をリセットするには、まずしっかりと寝ること。**エアコンは体に悪いからとか、電気代が気になるからとケチるのではなく、寝苦しくない程度に使ってぐっすり眠りなさいな。そして、秋風がそよ吹くのをじっと待つ。何かしようと行動するとエネルギーを使ってしまって、余計バテそうだと思いません？

次にニンニクだが、これも効果は望めない。ニンニクに含まれるアリシンという成分が体内でビタミンＢ１と似た働きをすることから、スタミナアップに良いといわれているのだが、**ビタミンＢ１を多く摂取することで体内での反応が増強されることは**

ない。

しかも、「日本人の食事摂取基準」によれば、日本人のビタミン摂取量は十分保たれていることになっている。ビタミンB1は体内での貯蔵に定量があるため、過剰に摂った分はコップに注ぎすぎた水が溢れるが如くに、体外に排泄されてしまうだけなのだ。

食生活が乱れているアナタなら「自分はビタミンB1不足では？」と思うかもしれないが、**ビタミンB1の欠乏症として現れる症状は脚気《かっけ》であって、肉体疲労ではない。**脚気になると、全身のだるさに加えて手足のむくみ・しびれ、筋力低下などが現れる。

そういえば一時期、スポーツ選手や有名人が疲労回復や美肌効果があるなどと言って、〝ニンニク注射〟というのが話題になった。「点滴バー」なる触れ込みのクリニックまで登場し、「仕事の合間に1本いっとく？」ってなノリで、お疲れ気味のサラリーマンに大人気だったようじゃ。

しかしこのニンニク注射、じつはニンニクとは全く関係がない。それをなぜニンニク注射と呼ぶのかというと、ビタミンB1の臭いからきている。ビタミンB1の臭いが、ニンニク特有の臭いの正体である硫化アリルの臭いに似ているので、「スタミナアップにいい」というイメージを植えつけるためにそう呼んでいるのだ。

もちろん、ニンニク注射の成分がビタミンB1だろうと、たとえ本当のニンニクだろうと、効果は望めない。ニンニクだとしたら、むしろ異種タンパクが体内でどんな反応を引き起こすか、考えただけで恐ろしいぜ。

ついでに「夏はホットなカレーで」というのもよく耳にするが、この考えは日本だけらしい。以前、西インド出身のマスターがやっているカレー屋に行ったときに聞いてみた。

「インドでも夏はカレーを辛くするんですか?」

すると、「サカワさぁん、アナタだって夏に辛いものを食べたら汗かいてベタベタして気持ち悪いだろ? 田舎じゃ夏にはそれほど辛くない夏のカリーを作るんだよ。店では日本人のニーズに合わせているけど……」だってさ。

疲労回復を望むのなら、あれこれ食うよりきっちり休むことだ。

12 「お腹にくる風邪」って、なんじゃそりゃ!?

前にも書いた通り、風邪とは「上気道のカタル性（じくじくした状態）の炎症」のこと。よく「今年の風邪はお腹にくる」などと言うが、風邪の定義は右記の通りだから、お腹にくるなんて100％ありえない。下痢などして「お腹にきている」なら、この場合、正しい病名は「感染性腸炎」だ。

たまに、発熱＋下痢＝「お腹にくる風邪」と自己判断して「市販の風邪薬を飲んでも良くならないんで来ました」という患者さんがいるが、当ったりめぇだ。上気道炎の症状緩和薬が下痢に効くわけないだろ？　そういう患者さんに「じゃあ、風邪って何？」と聞くと「……」となる。知らないのに、己の症状を風邪だと決めつけているわけだ。

だから「風邪は万病の元」なんてことがまことしやかに言われる。風邪はあくまで風邪であって、一病の元にもならないっつーの。

下痢という症状を少し説明しておこう。

小腸・大腸の粘膜は、アナタが飲み食いしたブツから水分を吸収する役割を担っている（小腸は栄養の吸収も行う）。病原体は、ほとんどこの粘膜内で増殖して炎症を引き起こし、水分の吸収という粘膜の機能の不全が起こる。その結果、水溶状のブツ、いわゆる下痢便が排出されるわけじゃ。

これは体の防御反応のひとつでもある。体内に侵入した病原体を少しでも早く体外へ排出しようとする働きだ。**だから、感染性の下痢ピーは止めてはいけないのだ。**止めていいのは、毎日出勤前にもよおすような、自律神経の失調による過敏性腸症候群の下痢。「下痢は止めましょう」と言わんばかりのおクスリのＣＭを頭から信じてしまうと、ウイルスを体内に留めてしまう恐れもあるぞ。

オイラの勤務先は老人介護施設と提携を結んでいて、年配の方の失調を治療しているが、施設の職員が「風邪をひいちゃって」とか言いながら利用者さんを連れてくることがある。聞けば下痢して吐いているっていうのだが、ふざけないでほしい！　健康に人一倍気を遣うべき人たちを相手にする者として、危機意識が欠如しているとしか思えない。「お腹にくる風邪」だと思っているから、隔離などの対策もしないまま、施設内で大流行させてしまう。そうじゃないの？　院内感染の根源は。

毎年12月頃から、ノロウイルスが原因と思しきゲロゲロ下痢ピーの患者さんが出始めるが、新聞には堂々と「お腹にくる風邪、感染性胃腸炎云々」と見出しに書かれていたりする。表現と病名の誤りについて、その新聞に投書をしたが一蹴されてしまった。医者の一人として日本医師会を巻き込む必要性を強く感じた次第だ。

下痢という症状を外して「風邪」と診断するから、ノロウイルスなどが蔓延して命を落とす人まで出てくる。「お腹にくる風邪」と思い込んで風邪薬を飲むアナタも認識不足で×だ。

健康ブームとかいって、体に良いことにお金を使っているくせに、病気について知ろうとしない。その根底には「医療は施されるもの」という思考が存在するのではないだろうか。

13 今年も間違ったインフルエンザ対策をするつもりか？

くどいようだが、〝風邪〟という病気はない。一方、インフルエンザはインフルエンザウイルスによる感染症であり、どこに出しても恥ずかしくない立派な病気だ。基本的に〝風邪〟と同じく自然に治るのだが、まれに命を奪うことがある。

困ったことに、毎年毎年インフルエンザの流行期になると、スノッブな先生方が連日テレビにしゃしゃり出てきて、おおむね以下のような困ったご高説を開陳することになる。

「では、○○大学教授の××先生にインフルエンザについてお話をうかがいましょう」「ハイ、インフルエンザはぁ、普通の風邪と違って38・5℃以上の熱がガーンと出てぇ、頭やノドが痛い、咳が出る、関節痛、倦怠感などの症状が強いのが特徴でぇ……」

このような大学教授や研究者センセイがエラそーにコメントする内容は、インフル

エンザの診断に3週間もかかっていた30年以上前から言われている臨床症状だ。しかもTVに出演している彼らは、インフルエンザの患者さんなど、まず、ほとんどと言ってよいくらい診察していない。患者さんを診ていないのに「……でございます」なんて、アナタ、信じられます？　オイラ、毎年恒例です。テレビに向かって「お前らがインフルエンザを蔓延させてンだよ!!」と吠えるのが。

今や熱が38・5℃以上あるかどうかなどにこだわる必要はない。10分もあれば検査キットでインフルエンザと診断できるからだ。

実際、オイラのところでもこんな患者が来たことがある。

〈症例1〉　37℃台後半の熱で、他の医療機関で風邪と診断されたが、心配だからとインフルエンザの検査を希望したところ、先生が「アナタの症状は風邪だから検査してもお金の無駄」と言って検査をしてくれなかった。そこで当院を受診。検査すると、しっかりインフルエンザであった。

このように、37℃台の熱でちょっとだるくて……などというのがインフルエンザだったり、いかにもこの人は……という人が陰性だったりということもしばしばある。

こういった現象は、インフルエンザという病気への情報提供がちゃんとなされていない証拠だ。悪いことに医者も固定観念で、検査をせずにインフルエンザを否定する。オイラもうっかり見落としそうになった経験がある。最高体温なんと37・5℃、頭痛・ノドの痛み・咳・鼻水などの症状なしで「ちょっとだるいかな?」程度のA型インフルエンザ患者がいたのだ。「こんな症状でもインフルエンザなのか!」と勉強させてもらった。

〈症例2〉 3日前から強い全身倦怠感と熱で受診。熱は37℃台に下がることもあるが何回測っても最高38・3℃。38・5℃以上にならないので「インフルエンザとは違うはず」とガタガタ震えながら寝込んでいるうちに、やっと38・6℃に到達して受診。検査するとやはりインフルエンザだったが、発症からまるまる3日を経過していたため、抗インフルエンザ薬は無効。生真面目な彼の治療が遅れたのはメディアの責任だ。

国も医者も国民もそれぞれの立場で危機意識が欠如している日本。軽い風邪のような症状でありながらしっかりインフルエンザという人もいるのに、「インフルエンザのときは瀕死状態で来院するもの」なんていう固定観念を持っている先生のせいで、検査をされずに「風邪」と診断されてしまうケースが発生する。

その結果、患者さんは「自分は風邪か〜」という認識で外へ出てしまう。すると自然経過で治るまでの5〜7日間はウイルスをばらまき続けることになるのだ。感染性の強い病気ゆえに、蔓延やむなしだぁに。

さて、インフルエンザの薬といえばタミフルやリレンザ。**これらの抗インフルエンザ薬はインフルエンザウイルスをやっつける薬ではない。単にウイルスの増殖を抑える薬だ。**多くのウイルス性感染症は、患者本人の免疫力が治していくもの。インフルエンザも然り。ごくまれに乳幼児や高齢者など、免疫力の不十分な患者さんが脳症や肺炎などを起こして不幸にも命を落としてしまうことがあるが、たいていは薬を使わなくても自然に治る。

ただし発症後、免疫力が全開バリバリまで高まり、ウイルスとの戦いに勝つまでにはどうしても5〜7日を要する。その点、初期の段階で抗インフルエンザ薬の投与を開始すると、5〜7日を要さずに早く治せる。抗インフルエンザ薬はウイルスの増殖を抑え込む作用なので、免疫力が全開までいかなくても十分勝てるのだ。

インフルエンザの検査は、発症して24時間以降がお勧めだ。検査に反応しやすいウイルス量に増殖させるためには、今のところ、一般的にはそれだけの時間が必要だからだ。インフルエンザか？　と思ったら、できればちょっと我慢して、平熱を超えて丸1日経ってから受診してほしい。

発症後48時間を超えると、ウイルス量は膨大となっている。その段階ではタミフルでウイルスを抑えたとしても手遅れ。つまり、戦いに勝つにはやはり5〜7日かかってしまう。すなわち、**48時間たってしまうと抗インフルエンザ薬を飲んでも意味がないことになる。**だから、発症後24時間以降48時間以内での診断が必要なのだ。受診する際は、ただの風邪かもしれないと思っても、他の患者さんのことを考えてマスク着用を忘れずに！

抗インフルエンザ薬で熱が下がって楽になった後も、身体からはウイルスが出続けている場合が多い。パーセンテージは下がるが、1週間後でもまだ2％程度にウイルスが確認されているのだ。家族や同僚、他人への感染を予防したければ、鼻をかんだ手はアルコールで消毒するか、石鹸でよく洗うべし。アナタが感染源なんだから、マスクもしばらくはし続けるべき。

タミフル開発国のスイスでは、インフルエンザと診断してもタミフルを希望しない患者さんが多いそうだ。「放っておけば自然に治るから、自宅でゆっくり療養します」ということらしい。高齢者がインフルエンザの合併症で命を失うのは自然界の摂理と理解しているのだろうか。日本のように「病気は薬で治すものです」なんて言ったら、何て返されるかな？

14 肝硬変の患者さんはお肌プ〜リプリ!?

ＮＨＫの「ためしてガッテン」という番組で面白いことをやっていた。「肌のハリ・ツヤにヒアルロン酸が良く、それを活性化させるためにビタミンＣが必要」との世の常識（？）に対して、ある実験をしてくれたのだ。

肌の状態を気にしている女性を何人か募り、「皆さんにビタミンCを飲んでもらい、有効性を確認します」とウソをつき、彼女たちにはナイショで本物のビタミンCを飲むグループと偽のビタミンCを飲むグループの2つに分けて、肌の自覚状態と実際のヒアルロン酸量を内服前後で比較するという内容だった。

結果は、どちらのグループでも大多数の女性が内服後に「お肌プリプリ～」を自覚した。つまり、本物ビタミンCグループと偽物ビタミンCグループとで「プリプリ～」が同数だった。

さらにヒアルロン酸の実測値は、実験前後ばかりか、本物ビタミンCグループと偽物ビタミンCグループで比べても変化なし。

結論は……諸兄にもおわかりだろう。**ビタミンCを飲んでもお肌はプリプリにはならない。「プリプリ～」と感じたのはいわゆる「プラセボ効果」だったのだ。**

摂取した材料が目的を達成できるまでには消化・吸収という第一の関門があり、無事、関門を突破して体内に入ったとしても、目的とする臓器の細胞まで運んでくれる物質、細胞での受け取り、細胞内での適切なる利用……などのいくつもの要素が絡んでくる。つまり、足りないモノを食べても、おいそれと目的は達成されないのだ。

慢性肝炎から肝硬変への移行、すなわち肝臓内での線維化が進んでいるかどうかを調べる検査項目の中に、血中ヒアルロン酸がある。線維化が進めば進むほど血中ヒアルロン酸は高値となるのだが、それなら肝硬変の患者さんはお肌が若いかというとそんなことはなく、皆さん年齢相応である。

ヒアルロン酸でもうひとつ、いかがわしい健康食品にものを申す。

新聞、テレビ、ネットでお目にかからない日がないくらいの勢いで宣伝をしている某健康食品。ヒアルロン酸が入ったこの食品を飲んでいると、あ～ら不思議！　ウソのように膝の痛みはなくなり、お肌もツヤツヤ若返る……。月イチくらいで3大新聞の一面をぶち抜いている。この広告料からすると売上げってどのくらい？　「ボチボチでんな」なんていうレベルではありませんな。

年をとって痛くなった関節の中では、軟骨や潤滑成分（ヒアルロン酸やらコンドロイチンとやら）が減っているらしい。年をとるとそこに留めておく能力も、そこで新たに作り出す能力も落ちるからだ。これは医学的に証明された真実だ。

では、減っているからということで、その足りない成分を飲むという治療をしたとしよう。その治療法の有効性を確認するためには、本来、痛みが軽快したら関節に針を刺して関節液を調べなければならない。関節液内のそれらの成分が増えていて初めて、「内服療法は有効性があります」と言えるはずじゃ。

しかし、そうした検証がなされている形跡はない。あるなら見せてほしい。じつは、ヒアルロン酸は実際に医療の現場で使われている医薬品ではある。ところが、関節痛の治療は主に関節内への注射など体内患部へ直接ヒアルロン酸を注入するもので、膝が痛い患者さんに内服させるという治療法は存在しない。なぜか？　**内服しても関節内のヒアルロン酸量が増加しないと医学的に確認されているからだ。**

ちなみにこの商品、ホームページや商品のパッケージには成分が全く書かれていない。こんなのあり得るか？　口に入れるものなのに、何が入っているのかわからないってナニ？　こういうものを**「危ない健康食品」**というのじゃないか？

そもそも「信じる者は救われる」の信仰から利用されているのが健康食品。「効き方には個人差があります」と言っておけば「ぜんぜん効かなかったぞ。金返せ！」と怒鳴り込まれても逃げられる。

もし、みなさんの身近な方々が、ヒアルロン酸、コンドロイチン、グルコサミン、コラーゲン、サメ軟骨などの経口健康食品の過度な効能流布を信じて購入をしていたら、目を覚まさせてあげてほしい。

15 「リンパマッサージ」ってなんぞなもし？

インフルエンザの予防接種を受けにきた20代の女性が、問診中にこんなことを言ってきた。

「リンパマッサージを受けているんですが、予防接種を受けても大丈夫でしょうか？」

「？.？.？.」

オナゴ業界をまったく知らないオイラは、何のことやらチンプンカンプン。

「リンパマッサージって何？」

「老廃物質が流れるって、いま話題になってるじゃないですか！」

知らないんですかぁ？　と言わんばかりの女性。

「じゃあ、リンパって何だかわかる？」

「……」

本人もよくわからないのに日常語として使っているようだ。どうやら巷では、「リンパマッサージで老廃物を排出すると小顔になる」などといった宣伝文句が飛び交っているらしい。

リンパ（リンパ系）とは、侵入してきた病原体に対して、防衛を司る体内の機能系のこと。防衛機能系にはいくつか役割分担があり、血液中のリンパ球は武器そのものにあたる。そのリンパ球を運ぶ輸送機がリンパ液。リンパ液が通る道路がリンパ管で、全身にネットワークを張り巡らしている。その要所要所にあるリンパ節は、リンパ球の詰め所。リンパ球を作り出す脾臓、骨髄は武器製造工場にたとえることができる。これを全部ひっくるめてリンパ系という。

リンパ液は、血漿、リンパ球、電解質、タンパク質を含む透明な液体。古い細胞や細菌、がん細胞、脂肪などを運ぶ役割もあり、古い細胞や細菌、がん細胞などはリンパ節で処理されるしくみになっている。**つまり、リンパ節がきちんと働いていれば古い細胞＝老廃物問題はクリアー。マッサージとは関係がない。**

リンパ（系）をマッサージするってのは、リンパ管を外からムニュムニュしているってことですかね？　それが老廃物の流れを良くするって、どうやって実証したの？検査でリンパ管造影っていうのがあるんだけど、かなり難しい検査。マッサージした人に、効果を調べさせて下さいなんて簡単にお願いできるレベルのものではない。

誰もが認める根拠に基づいた効果を示すことなく効能効果を謳うのは、ペテンじゃないか。**リンパマッサージで小顔になれる、デトックス云々は１００％あり得ない。**医者でなかったら、医学知識をチラつかせたウソをついて営業していいのか？

リンパの流れが悪くなるとむくむという説もある。たとえば長時間立っているときに足がむくんだりするのを「リンパの流れが悪いから」だというのだが、医学的には静脈の流れが悪くなり、血管の外にしみ出した血漿が体内に貯留してしまうことが原因とされている。

　ただし、がんの転移を防ぐために手術でリンパ節を除去することによって起きる「リンパ浮腫」というのがある。リンパ節を除去すると、それこそリンパ液の流れが悪くなってしまうから、うっ滞してむくんでしまう。これは残念ながら完治はできず、根気よく軽減させることしかできない。

　多くの場合、脚や腕が異常に太くなるが痛みなどはなく、放っておいても命にかかわることはまずないだろう。医学的根拠のない小顔マッサージなどと違って、リンパ浮腫の治療は保険医療の適用になるということを記しておく。

第2章

アナタの知らない危険がいっぱい！

16 抗生物質で、くしゃみ1回から人工肛門へ!?

「風邪ですね。抗生物質を処方しておきましょう」

アナタが風邪で受診すると、居酒屋のお通しみたいな頻度で抗生物質が処方されてしまうことが多いのではないだろうか。

もし、このように風邪と診断されて抗生物質が出されたら、必ず医師に「なぜ？」と聞いてもらいたい。たいていは「二次感染予防です」と説明するはず。病原体に感染した粘膜は局所的に防御機構が弱くなっていて、他の細菌に感染してしまう恐れがあり（二次感染）、それを防ぐために抗生物質を処方する……らしい。

しかし、風邪で二次感染を起こす確率は低い。にもかかわらず抗生物質を飲むっておかしくないかい？　医療現場に対する厚労省の指導では、「予防的な抗生物質の投与は認めない」となっている。手術後でさえ「傷口が膿んじまったら困るから、しょうがねえな、2、3日なら許してやるわ」となっているくらいだ。

そもそも抗生物質は細菌に効く薬なのであって、風邪の90%以上の原因となるウイルスには100%効かない。いまだに〝風邪の菌〟なんてことを言う医者もいるようだが、アンタ、医者やめろと言いたい。そんな意味を含めて〝風邪〟の診断で安易に抗生物質を処方するような医者は〝ヤブ〟としかいいようがない。

抗生物質にはいろいろな副作用がある。たとえば、われわれの体内にはそこらじゅうに常在菌というものが存在し、悪い菌が生息しない環境を提供してくれているのじゃが、抗生物質を飲むことで多くの常在菌が死んでしまうことがある。そうすると病原性を持った菌が増殖しやすくなってしまう。

実際に、くしゃみ、鼻水、ノドの痛み、つまり、いわゆる風邪で他の医療機関から抗生物質を処方され、結果的に大腸炎になってしまった17歳の女の子を知っている。常在菌の存在で増殖を抑制されていた病原性の菌が、抗生物質の内服をきっかけに増殖したのだ。最終的にどんな種類の抗菌剤も効かない多剤耐性菌になってしまい、大量の血便が……。

こういった、抗生物質の投与がきっかけで引き起こされる大腸炎を「抗生物質起因性大腸炎」という。この子は敗血症に近い状態となり、内科では手がつけられなくなった。結果、命を守るために大腸全摘手術、人工肛門造設をせざるを得なかった……。くやしかった。17歳の女の子がくしゃみ1回、気づいたら人工肛門だなんて！

別の患者さんで、皮膚が真っ赤になった人がいて冷汗をかいたこともある。ピロリ菌の除菌治療だった。あらかじめ可能性を説明しておいたから、患者さんも早く異常に気づき、幸いにも大事には至らなかったが、「スティーブンス・ジョンソン症候群」をかすめたのかもしれない。

これは、皮膚が焼け爛《ただ》れたようになり、失明や死亡のリスクもある病気で、発症率は人口100万人に対して数人と極めてまれではあるが、1枚だけ買った宝くじに当たる人もいるわけだから、抗生物質の副作用として知っておくべし。

こんなわけで、オイラは「風邪ですね。抗生物質を……」なんて、「いらっしゃいませ。お通しでございます」みたいに安易に抗生物質を処方できませんワ。

17 キスしただけでうつる「ファーストキス病」とは？

主な感染経路がキスによる経口感染という病気がある。オイラたちは〝ファーストキス病〟と呼んだりするが、米国では一般的に〝キス病（Kissing Disease）〟といわれている。日本での正式名称は**「伝染性単核球症」**といい、ＥＢウイルスというウイルスの感染によって起こる。オイラも年に１人ぐらいは診ている。

９〜10月頃、ハイティーンの若者が病院へやって来て「ノドが痛い、熱がある」という症状を訴える。扁桃腺もモッコリ腫れるから、扁桃腺炎として抗生物質を処方したりするのだが、この病気はウイルスを起因としているので、抗生物質では治らない。５日くらい経っても治らないから再診して、「念のため」と血液検査をすることになり、驚愕の事実を知ることになる。

ＥＢウイルスは、急性肝炎の原因ウイルスの一つでもあり、肝細胞障害を起こすことがある。その場合、肝臓の細胞が壊れている指標であるＡＳＴ（ＧＯＴ）、ＡＬＴ

（GPT）という酵素の数値がハネ上がったりして、医者も「アナタは肝臓が悪い！肝炎じゃ！　ただちに入院しなさい！」となり、専門医のところへ紹介される。入院の準備までして受診するのだが、肝ゾーの専門家が診れば「ハハ～ン」である。「ネエネエ、熱って夕方に上がるでしょ？」と聞くとコックリうなずく。「じゃあ、1カ月くらい前にファーストチュッチュした？」またコックン。「安心してけろ、〝ファーストキス病〟じゃよ。食事が摂れるなら自宅安静」で採血検査して、結果を聞きに来てね～で一件落着。

　ちなみに、この病気を引き起こすEBウイルスは、ほとんどの人が幼児期の段階で感染している。多くは軽い発熱、ノドの痛みぐらいしか起こさないので、「風邪ひいちゃったネ」で終わる。しかし体は反応して、ちゃんとウイルスに対する抗体が体内に備わる。だから多くの人は次に感染しても発症しない。

　しかし、**まれに抗体を持たずに成長してしまう人がいる。そういう人が初めて他人とキスをして感染、発症したりする。**たとえば、ひと夏の経験でファーストキス。その後、1、2カ月の潜伏期間を経て9～10月に症状が現れる。

多くの場合は熱が治まるのに5〜7日。治療薬はないので、放っておいて自然に治るのを待つしかない。ま、恋の病と同じ治療法というわけだ。この病気はペットボトルや缶入りの飲料の回し飲みでも感染する。

ペットボトルと細菌で思い出したが、高い金を払ってペットボトル入りの水を買い、チビリチビリ飲んでいる方に考えてもらいたい。唇や口腔内には多数の雑菌が生息している。だから一度口をつけたペットボトルには雑菌が付着する。一部は残ったボトル内の液体にも紛れ込むだろう。

そんなペットボトルを暖房の効いたオフィスや、真夏の屋外に置いておいたらどうなる？　一般的な細菌の増殖に最も適した温度は37℃だが、そこまで達しなくとも細菌は増殖する。おわかりかな？　口をつけたペットボトルの中は増殖した雑菌だらけになるのじゃ。

それがわずかでもブドウ糖が入っているドリンクなら、それは雑菌の栄養としてこのうえない増殖環境を作り出してくれる。それを飲むなんて、キッタネ〜。たまたま入っているのが病原菌だったら……いつか〝ペットボトル感染症〟として話題になる日が来るだろう。

同じことが水筒にもいえる。最近の水筒は昔と違いワンタッチオープン式で、直接口をつけるタイプが多い。しかも水筒内はペットボトルと違って「温度を一定にキープ」ときたもんだ。もうこれ以上は申し上げられません。

18 パンツを下ろす場所ではノロに注意！

ノロウイルスが潜んでいるのは、牡蠣《かき》を代表とする二枚貝。牡蠣はなんと1日に2トンもの海水を体内へ取り入れているという。牡蠣の体内にはフィルターがあり、プランクトンを引っかけて餌としている。そのフィルターには病原体も引っかかる。なんせ取り込む海水が2トンと多いから、どんどん引っかかる。

そして牡蠣のオンシーズンである冬場には、ノロウイルスがトラップされてしまう。そう、**冬の食中毒はノロウイルスが最も多いのだ。**飲食店で「ウチのは大丈夫」

と言われても、発症して受診する患者さんがいる。漁協も努力していてだいぶ安全になったとはいえ、ウイルスの除去率は100％ではない。99％大丈夫と言われたって、確率的には100個に1個はヤバいわけで、1人につき2個の牡蠣が出されるとすれば、50人に1人はビンゴするわけだ。

体内に侵入した際、潜伏期は1、2日。その後、発症。ドッカーンと辛い症状が出る人もいれば、これで感染してたの？　みたいな軽症の人もいる。まあ、いずれの場合も2日以内に治るのでご安心を。逆に発症後24時間でかなり楽になったら「ノロったか？」と思ってよいくらい治りが早い。

ノロもインフルエンザと同じで、メディアのコメンテーターが「下痢、嘔吐、腹痛、発熱がノロウイルス感染症の症状です」なんて言うから、4つ揃っていないとノロじゃないと誤解を与える。やはり、実際に患者さんを診ていない人たちなのである。オイラの経験では、1回吐いただけで、下痢も腹痛もないにもかかわらず、便からノロが検出された患者さんがいた。これじゃあ蔓延やむなし。

いったんノロが流行し始めると、牡蠣を食ってない人もノロウイルスにかかっちまう。感染経路は糞口《ふんこう》感染だ。ウンコに含まれている病原体が口に入ることによって感染するのだが、実際にはウンコを食っている人などいないのに蔓延する。それはゲロゲロ、下痢ピーしている人の吐物と下痢便の中にウイルスがいるからだ。

ノロった人が下痢後にトイレットペーパーでケツを拭く。微細な繊維でできているトイペ。毛細管現象が拭いた下痢便を一気に浸透させ、下痢便がソイツの手に付着する。その手でドアノブを触れる、椅子を引く。ノロが付く。アナタがそれに触れる。アナタの手につく。その手で……ああっ！　その手であんパン食べちゃダメ！　あ〜あ、感染成立ぅ〜。

排泄物が乾燥して粉塵化しても感染してしまう。**下痢している人のお尻の周りはノロだらけ。そしてノロは乾燥に強い。だからトイレの便座はもちろん、椅子や座布団に座ったりするだけでもウイルスがパフパフ飛び散る。**床の吐物のあとも消毒しないで放っておくと、歩くたびにウイルスが舞い上がる。そして冬季の密閉された部屋に漂い、アッハッハと笑ったアナタの口に入って消化管に侵入→増殖→発症。

また、じつは入浴施設も感染経路になる。下痢しているときは言うまでもないが、

「下痢が治って快気祝い♪」などと言って温泉に入られてしまうと、想像することもためらうようなノロ湯のできあがり。そんなノロ湯で顔を洗い、「いい湯だな〜」なんて呑気に湯船に浸かろうものなら、簡単に経口感染してしまう。

感染した場合、入浴はシャワーが原則。湯船に浸かるなら感染している人が最後。でないと、次の人が「うー、気持ちいい」と顔をゴシゴシして口から侵入するかもしれない。さらに、その残り湯は翌日洗濯に使ってはいけない。

下痢・嘔吐が治まった人も気を抜かないでほしい。しばらくは体内にノロウイルスが残っていて、ウンコと共に排出され続けることが多い。すなわち感染源となっているわけだ。こういう人を〝キャリアー＝運び屋〟という。

このキャリアー状態は通常4日ぐらいで脱するのだが、なんと1カ月排泄し続けていたという主旨の論文があった。実際、下痢が治まってから2週間も糞便中のノロが陽性、つまりウイルス排出中という医療関係者がいた。ちなみにこの便検査は、自費で約1万円もかかる。ノロは乳幼児・高齢者にとっては死に至ることもある感染症なのだから、保険適用にしてほしいものだ。

ウイルスの潜伏期や排出期間を考えると、家の中で最初にノロに感染した人が元気になった頃に家族が発症する可能性が大きい。まずダンナが入院し、退院する頃に「奥さんが危ないですよ」と忠告すると、案の定、翌日に奥さんが入院してくるケースが実際にある。

最近ではあちこちのトイレや建物、部屋の入り口にアルコール消毒水が設置されているため、消毒＝アルコールと思われがちだ。じゃが、**ノロウイルスはアルコールでは死滅しない。有効なのはキッチン用漂白剤など塩素系消毒剤（次亜塩素酸ナトリウム）。**これはアルコール消毒水の有効範囲もカバーしているから、じつはキッチンハイターの〝マイボトル〟1本で、日常的に危ない病原体のほとんどを不活化させることができる。

塩素臭さが気になる場合は、臭いのほとんどないものも出ているから、それを使えばいい。食塩水を電気分解して作られているから効果は十分で臭いナシ。

最後に付け加えておくと、ノロウイルスに感染して体内にできる抗体が威力を発揮できるのは半年くらい。しかるに、次のシーズンに再びビンゴすることもあるので、お気をつけあれ。

19 繊維たっぷり冬の鍋で腸が詰まる!?

年末年始は忘年会や新年会、また帰省して旧友と会う機会も多くなる。そんなときに主役となるのは、やっぱり鍋料理。湯気の向こうに幸福が見えるよね。野菜もいっぱい入っているから健康そのもの。みんなで集まってつつき合い、アルコールなんぞと合体すれば、ろくすっぽ噛まずに腹いっぱい食うよな。

この時期、とどのつまり鍋が原因で病気になって患者さんがやってくる。夜中に腹がイテテになってゲロゲロ吐きながら、「先生、飲みすぎか食あたりでお腹こわしちゃいました」って来る人がいる。じつは、鍋がデンジャラスな御仁がいらっしゃるのじゃ。

鍋といえば白菜、大根、ごぼうなどの野菜・根菜、シイタケ、エノキなどのキノコ、昆布などの海草、それに糸コンニャクが欠かせない。これらに共通しているのは「消化がよくない」ということ。

たとえば糸コンニャク。消化されずにほとんどそのまんまの形で、なおかつ水分を含んだまま大腸を旅行するから便通がよくなる。本当かどうか試したいなら、食べた翌日にウンコを分解してみなさい。ちなみに肉は胃液でドロドロに溶かされるから「消化がよい」のだ。

そんな「消化のよくない」ものを食べるとどうなるか？　普通の人はなんともならないが、**過去にお腹の手術をしたことのある人は要注意。手術した人は、大なり小なり腸管が癒着して通りにくくなっている箇所がある。そこに未消化の食べ物が詰まると、通過障害をきたす。完全に詰まると、腸閉塞という病気の発症とあいなる。**腸閉塞は入院を余儀なくされるから、クリスマスや初詣どころではなくなるぞ。

腸閉塞の症状は腹痛と嘔吐。たとえば川の流れが急激に止められたときを考えてみればいい。ダムを作った状態にすると上流の川は太くなる。人体の管腔《かんくう》臓器は、急に流れがせき止められて管が太くなると痛みを感じるようにできている。だから腹痛を自覚する。

次に嘔吐。口から肛門までの一本の管が詰まるのだから、分泌されている胃液や腸液が溜まる。減圧しようとして吐くわけだ。

この状態が進むと、血流障害、腸内異常発酵などが起こる。また、原因となる癒着はほとんどが小腸のため、腸液が大腸まで流れず、水分の吸収障害も起こす。これらは、それぞれ単体で、腸管壊死《えし》・穿孔《せんこう》、敗血症、脱水による腎不全を引き起こす。考えただけで死にそうじゃ！　実際にこれらが複合したら死に至る場合もある。お〜、コワ！

つまり、鍋を食っただけで手術、運が悪けりゃ命の危険もあるということだ。腹部の手術をしたことのある御仁に鍋を食うなとは言わないが、具の多くが消化の悪いものであることは心しておくこと。よく噛んでくれ。ついでに、おせち料理の昆布も気をつけてね。

20 デスクワーカーの頻尿・頻便にご用心！

1日のションベンをすべて溜めて3リットル以上あったら「多尿」と定義される。たくさんションベンが作られるから、何回もトイレへ行くハメになる。たくさん水を飲めばションベンが近くなるのは当たり前だが、それほど飲んでいないのに何回もトイレへ行ってしまう。しかも「エッ、これしか出ね～の？」ってな症状は、アナタのおトシゴロの病気かもよ。

オトコの頻尿には、前立腺が大きく関わってくる。前立腺は膀胱の直下に存在しているため、異常があると膀胱に刺激を与えてしまう場合がある。また直腸とも隣り合っているため、同じ原理で前立腺の病気の一部は排便にも影響を与え、〝頻便〟の原因となり得る。

これがいわゆる**「前立腺肥大症」**。男性ホルモンと女性ホルモンのバランスが40代後半から微妙に変わることが原因といわれている。昔の日本男児は前立腺が萎縮するほうが多かったそうだが、現在は肥大が増加傾向。これには欧米化した食生活にも原因があるようだ。50歳代の男性で約40〜50％、80歳以上の男性では80％も前立腺肥大症にかかっているという。

「ションベン行きて〜」でトイレへ行くが、出しても「溜まっていたと思ったのに少ないな……、エッ、またかよ、ションベン」というのがお決まりのパターン。しかし、この症状のすべてが前立腺肥大症とは限らない。他にもオトコの頻尿の原因になる病気があるのだ。

ここではデスクワーカーや、自動車・バイクのドライバーがなりやすい**「前立腺炎」**について解説しよう。

前立腺炎は、細菌性のものと非細菌性のものの2つに分類される。細菌性の原因となるのは大腸菌・クラミジアなど。細菌性のもので急性の場合、頻尿の他、急な高熱、排尿困難、尿閉、排尿痛などが出現する。慢性の場合は、頻尿の他、下腹部から陰部を中心とした不快感・痛み、射精痛などなど多彩な症状を呈する。いずれも細菌の感染が原因だから、治療は抗生物質の内服だ。

非細菌性の原因は不明だ。諸説あるが、会陰部《えいん》（タマとアナの間ね）に圧力や振動を与え続ける生活環境によって生じる循環障害なども一因ではないかといわれている。症状は慢性細菌性前立腺炎に似ているとされるが、実際は多彩で、なおかつ「これだ！」という決め手となる症状がないのが特徴。つまり、「頻尿に加えてケツの奥とか下っ腹がなんかヘン」なんていうものだ。

実例を紹介しよう。患者さんは50歳代の検査技師。1カ月前から肛門の裏側に何ともいえない違和感を感ずるようになった。頻尿傾向もあり、「前立腺肥大が始まった？」と某大学病院の泌尿器科を受診したそうだ。

前立腺触診（肛門に指を入れて直腸内から前立腺を触診する）では痛みはなく、超音波・尿検査（細菌検査を含む）を行っても異常なし。とりあえず前立腺肥大症の薬を処方されたが、全く効果なし。

次第に左下腹部の違和感と頻便傾向が出てきて、胃腸科で大腸内視鏡検査を受けたが異常なし。その頃には症状が悪化して、長時間座っていると肛門奥の違和感や下腹痛がひどくなるため、座るときはお尻の片側を持ち上げるようになった。いわゆる

〝おねえさん座り〟である。

「やっぱり前立腺か？」ということで、以前から親しかった別の泌尿器科の先生（オイラの友人）を受診した。話を聞いて非細菌性慢性前立腺炎と見当をつけた先生は、さっそく前立腺触診をすることに。

「じゃ、お尻を出して」

「えっ、前にも指突っ込まれて痛くなかったんだけど」

「いいから、いいから」

お尻ペロン……ズブリ……。「アヘッ」

「ここは痛くないでしょ？　ここも痛くないね？　じゃあ、コ、コ、はぁ〜？」

「ギャ〜！　イッテ〜！　やめてくれ〜」

「ハイ、診断は予想したとおりネ」

技師さん、最初の大病院での触診では、今回痛みを感じた部分を触られなかったそうだ。友人は、指先で痛がるところがわかるとのこと。うーむ、深い……。

この前立腺炎の予防は、会陰部から肛門にかけての部分に長時間の圧力や振動を与えないということだろう。原因不明ということもあり、今のところ治す薬はない。ただし、その先生曰く、「効いたら儲けモノ」という意味合いでちょくちょく生薬成分のセルニルトンなる薬を処方するとのこと。「効く人はちゃんと効く」そうだ。

21 「早期がんでよかった～」なんてとんでもない!?

有名人にがんが見つかり、「幸い早期発見で術後の経過も順調」などと報じられることがある。逆に「闘病の甲斐なく……」と暗いものもある。それを聞いたら誰でも「やっぱりがんは早期発見が一番！　でも、どうやったら早期に発見できる？」と考えるだろう。

がんは早期発見がよいのは言わずもがな。だが、ちょいと待ってくれ。**そもそも「早期がん」には大きな誤解がある。**エエッ!?と驚く真実だからしっかりと読んでもらいたい。

早期のがん＝治るというイメージを持っている読者がほとんどだと思う。マスメディアも同じ認識で「早期でよかったですね」と報道する。しかし、じつは早期がんでも胃・大腸・食道など消化管のがんは、「よかったネ」と単純に喜べないのだ。

消化管の内側には消化・吸収する役目の粘膜層があり、その外側には蠕動《ぜんどう》運動を司る筋層がある。がんは粘膜層から発生し、外側の筋層に向かって成長・増大・浸潤《しんじゅん》し、いろいろな意味で「がんが広がる」という状況になる。

じつは、「早期がん」「進行がん」というのは、がんが侵している層を内視鏡やバリウム検査での見え方で分けているに過ぎない。こう見えたら粘膜までの腫瘍と考えて「早期」と言いましょう。こう見えたら筋層まで行っている状態なので「進行」と言いましょう、という見え方の分類でしかないのだ。

つまり、**リンパ節に転移して全身にがん細胞がばらまかれていたとしても、塊としてのがんが粘膜層内にとどまっているならば「早期がん」になる。**メディアを含め、読者諸兄、いや、ほとんどの人が「がんの見え方」に一喜一憂しているのが現状なのじゃ。

なぜこんなことになってしまうのか？　「癌取扱い規約」なる取り決めがある。これは治療法や統計などを検討する際の尺度なのだが、その分類で「早期」だ「進行」だと言うから誤解を招くのだ。

その定義はというと、**早期がんは「がんの深達が粘膜層に止まるもので、リンパ節転移の有無は問わない」**。進行がんは「がんの深達が筋層にまで及ぶもの」となっている。

オイラが実際に診たがんの患者さんを紹介しよう。10年ちょっと前のことだ。

その患者さんは、〝オトーサン〟と呼びたくなるような温和な性格で、ざっくりとした考え方の持ち主だった。胃もたれだか何かの症状で内視鏡検査をしたら、５㎜程度の食道がんがあった。がんは内視鏡ではわずかに凹んだ発赤《ほっせき》でしかなく、その状態のモノは「表在型食道がん」といって、食道粘膜の表面のできたてホヤホヤと言ってもいいくらいのものだった。

そういった表在型食道がんは病変部の粘膜だけを切除すれば根治が得られ、そのための方法として内視鏡的粘膜切除が行われる時代だった。食道全摘などの大きな手術をせずに根治できるようになっていたのだ。その治療の技術を持っていたオイラは、15分で正常粘膜を含めてがんの病変を一括完全切除。オトーサンは3日で退院した。

しかし切除した部位を顕微鏡で見てびっくりした。がんは粘膜層の3分の1までの深さにとどまっていて、定義上は早期がんだったが、最深部では粘膜内にバラける形で広がり、しかもリンパ管にがん細胞が存在していた。見た目は「早期がん」ということになるが、この状態が根治になりえない場合があることは、パーセンテージをもってわかっていた。

オイラはこの結果をオトーサンに次のように伝えた。

「たった5㎜でしたが、表面より少し奥でがんが広がる傾向がありました。それでも定義上は早期がんです。しかし、粘膜内のリンパ管に腫瘍細胞が見られ、この状況は30％の確率でリンパ節転移を予測できる状態です。限りなく100％に近い根治を考えると、抗がん剤と放射線治療を追加するべきです」

しかし、オトーサンは「70％は転移しないんでしょ？」と追加治療を希望しなかった。今もそうだが、事実の状態を理解してもらった上で治療の選択は患者さんの意思が決定するという考えが勧められている。「本当に追加治療をしないんですね？」と念を押すと、オトーサンは「転移がないほうに賭けるわ」と回答した。

1年半後、がんが肝臓に転移してオトーサンは帰らぬ人となった。泣きごとをひとつも言わないオトーサンは粛々と最期を迎えたが、オイラは治療の判断を本人に任せたことを悔やんだ。

一般の人は、治療する・しないの天秤によって、その後にがんがどうなるか知らない。だから、知っているオイラがある程度は治療を強制するべきだと思った。以後、オイラは「後になってやっておけばよかったと悔やまないように追加治療しましょう」と口説くようになった。

話を早期発見するための方法に戻そう。内視鏡医は、早期発見のため常に表在型のがんを探しているが、肉眼でどういう見え方をするのか知っていて、かつ見つけてやるという気持ちを持っていないと見つけられない。つまり、**毎年検査を受けているのに、ある程度進んだがんが見つかるということは、オイラから言わせてもらえば、前回の検査で見落としがあったんじゃないかと言わざるをえない。**

内視鏡検査では、超早期がんは「ちょっとヘン」程度の見え方をする。それを知らない先生は気づかずに「異常ナシ」にしてしまうだろう。つまり見落としだ。たとえば胃袋の中は見やすい場所と見にくい場所があり、見にくい場所を見えるようにするための内視鏡操作をしなければ、病変があるのに見つけられないことになる。

アナタが確実に治せる〝超早期がん〟を見つけてもらうには、症状がないうちにがん検診を受ける以外に方法はない。なぜなら、あらゆる早期のがんには自覚症状がないからだ。言い替えれば、何らかの自覚症状があるということは、すでにがんがかなり進んでいるということなのだ。

〝超早期がん〟への内視鏡治療。オイラが見つけて治療した最小の胃がんは、切除後で１・５㎜。治療15分で入院３日。オイラ程度の医師が日本にはワンサカいる。だから、症状が出る前に検査を受けてもらいたい。**治るがんは無症状。これを肝に銘じてほしい。**

「山の手線の駅員さんが私のお腹をじっと見ていたんで、何かあると思って来ました」というにわかには信じがたい理由で受診して検査したら、大腸がんがあったという人がいたという。胃潰瘍からの吐血で内視鏡検査をしたら、他のところに早期の胃がんがあったなんていうことも。

温泉のアカスリおばちゃんに「上腹部が固いから胃に何かありそうじゃ、検査したらいいンでないかい?」などと言われたら従うべし。**なんでもいいから、きっかけがあったら検査を受けよう。**「辛いけど胃カメラする?」と言われたら「頼んます」と腹をくれ。なにしろ自覚症状がないのだから、アカスリおばちゃんがくれた些細なきっかけで見つけるしかないのだ。

22 夏のバーベキュー・焼肉はデンジャラス!

夏場は「スタミナをつけよう」ということで焼肉やバーベキューを食べる人が増える。そこで注意してもらいたいのが食中毒だ。**シロウトが焼いた肉は火が通りきっていない可能性も高く、ガッついて食っているととんでもなく危険。**食中毒を起こす菌はいろいろあるが、生肉による食中毒を起こすものとしては、病原性大腸菌、サルモネラ、カンピロバクターが代表選手だ。

最も怖いのは腸管出血性大腸菌。O－157が有名だが、他にもいろいろある。数年前、ユッケで5人の犠牲者を出した食中毒事件の犯人はO－111だった。腸管出血性大腸菌は胃酸に強く、菌数50個程度でも感染が成立してしまう場合がある。菌内に〝ベロ毒素〟という毒素を持っていて、ヒトの体内で毒素が出てきてしまうと重篤な病態を引き起こす。急性期の死亡率は2～5％である。

次に注意したいのがサルモネラ。日本の食中毒の2～3割がこれによるものといわれている。サルモネラの怖いところは、合併症を引き起こすことが稀ではないということだ。

腸管粘膜下で増殖し、リンパ系に侵入しリンパ管を経て血管に入り込み、血流を介して全身に散布されることがある。その結果、体内のいろいろな場所に定着・増殖して新たな感染巣を形成する。代表的な病気は、髄膜炎・骨髄炎・心内膜炎・関節炎など。以前耳にした「エ～ッ！　ほんとかよ？」な話は、サルモネラが動脈瘤の血管壁に感染し、動脈破裂を起こして患者さんが亡くなってしまったケースだ。

３つめのカンピロバクターは、牛・豚・鶏・犬・猫などの動物が保菌していて、感染経路で多いのは鶏肉とその加工品。カンピロバクターによる食中毒自体は比較的軽度で済むが、恐ろしいのは、「ギラン・バレー症候群」という末梢の運動神経に障害を起こす神経炎につながる場合があるということ。この病気に命を奪われた芸能人もいる。

また、よ～く焼いて食ったとしても、油断してはいけない。たとえば目の前に並ぶ生の肉。それを箸でつまむと、細菌が箸に付着する。その箸でキムチを食っても感染するわけだ。ということで、**まず、生肉をつまむ道具と焼けた肉を口に運ぶ箸はきちんと分けるべし。**生肉用は間違えないために金属製のトングがよろしい。もし生肉用の道具を提供しない店ならば、衛生面に問題ありと考えざるを得ない。

さらに、焼けた肉を口に運ぶ箸はグリルから遠くに置くこと。細菌が最も増殖しやすい温度はヒトの体温とほぼ同じ37℃前後だ。焼き肉屋の室温はそんなに高くないから安全と思うかもしれないが、グリルまわりが何℃くらいになっているかチェックしたことあるかね？　そんな環境に割り箸を置いておけば、細菌が増殖することは間違いない。その箸でキムチや野菜サラダを食べる……。アアッ、アナタの口にサルモネラが！

食物は70℃以上で1分以上しっかり焼けば殺菌できる。肉ならば深部の温度が70℃以上で1分だ。レアが好きだからといって表面だけ焼いては意味がない。実際、最近の統計では、生肉提供禁止令が発令されてから、当然のことながら焼肉屋関連の食中毒で生肉が原因の食中毒は激減したが、焼き肉での食中毒は減っていない。

この現状が意味するところは、生肉がダメなのではなく、加熱が不十分であることが危険だということだろ？　**肉はしっかりと焼いてから食らうべし。**

23

彼女の腹痛にご用心。その痛み、性病かも！

ハイティーンから40歳代までの女性が「胃が痛くって夜も眠れなくってぇ、なんとかして〜」と受診。このバアイ、それだけで病気が想定（診断）できるので問診開始。痛くて前かがみにならざるを得なかったり、深呼吸や咳払いで痛みが増強したり、笑うと痛いので笑えなかったりする。さて所見をとりましょう。右側の肋骨の下側を軽くトンと叩くと、「ウッ、痛い、ヤメテ！」と痛がって身をよじってしまう。

フムフム、これは**「フィッツ・ヒュー・カーティス症候群」**の可能性がチョー大。性交感染症の一つであるクラミジア感染症で、クラミジアによる肝被膜炎じゃ。教科書的には「心窩部《しんかぶ》から右季肋部《みぎきろくぶ》（＝みぞおちからその右側にかけて）に痛みが出現する」となっているが、実際には、患者さんは胃痛を訴えることが多い。オイラの経験上では患者さんの7割方が「胃が痛い」と言う。つまり、**若いおネェちゃんが胃が痛いと言ったらクラミジアを考えろ！**　ってこと。

この病気は一般的な検査では引っかからない。発熱はあっても微熱程度、血液検査の肝臓障害や炎症反応は、ほぼ正常である。

検査の落とし穴をひとつ教えよう。性交感染症だから、子宮頸管粘膜からのクラミジアのＤＮＡ検査が一般的だが、この「フィッツ・ヒュー・カーティス症候群」はクラミジアによる子宮付属器炎が治まって、すなわちＤＮＡの検出が不可能な状態でも症状が出現することが多い。血液での抗体検査で診断するしかないのだ。しかも１回の抗体検査では診断できないこともある。

爆発的に増加しているから婦人科の先生は知っているが、消化器科の医者が知らないことが多く、胃が痛いって受診するから「胃に病気がある」と決めつけてしまうことがある。胃の病気と決めつけているから内視鏡検査なんかやって、粘膜がちょっと赤かったりビランがあったりすると、それを根拠にして「胃が荒れています。胃炎ですナ。胃のお薬をお出しします」となる。ついでに「ストレスですね」という一言を添えて。

実際にはストレスでも胃の病気でもないのだから、胃薬を飲まされたって症状が良くなるわけがないのだが、クラミジアは２週間くらいで活動性が一度低下する場合が多く、それに伴って〝胃の痛み〟が治まる。そこで「やっと胃薬が効いた～」と思うのだが、数カ月すると再びクラミジアの活動性が高まって痛みが再燃。同じことを繰り返すことになる。

ついにオイラのところにやってきて、一発で診断されて「え〜、そうだったんですか！」となる。一発診断法は簡単。先に書いたように、肝臓があるあたりを肋骨の上から軽くトンと叩くだけ。それだけで、あたかもレバーブローをクリーンヒットされたボクサーのように身をよじるんだな、これが。

正確な診断は腹腔鏡でお腹の中を観察して、肝臓の表面にちょうどバイオリンの弦のような繊維性の白い癒着を見つけて初めてフィッツ・ヒュー・カーティス症候群と診断する。女性のガードが甘くなる夏場に感染、秋以降に発症しやすい。

近年は爆発的に増えているだけでなく、低年齢化が進んでいるから、「えっ、こんな子が!?」なんていうことも当たり前。もし彼女にこんな症状があったら婦人科の先生に相談してくれ。ちなみに過去の感染でも発症することがあるので、ケンカはしないでほしい。治療は然るべき抗生物質の内服を2週間。しかし、最近では数種の抗生物質に耐性を持ったクラミジアが出てきている。治りにくい病気になりつつあると認識しておいたほうがいいだろう。

24 ウイルスで股間がカリフラワーに!?

「亀頭にヘンなツブツブがあるのですが、病気でしょうか?」

ウム、それは**「尖圭《せんけい》コンジローマ」**のパピローマ（乳頭腫）かもしれないぞ。彼女が危ないかもしれないので、泌尿器科の先生に一度診てもらうべし。

尖圭コンジローマは、パピローマウイルスが原因の皮膚病。ツブツブのなかにウイルスがいて、ツブツブが増えたり大きくなったりすると、それこそ亀頭部分がカリフラワーみたいになってしまう。

手術によって治療することができるが、外科的切除・焼却法（電気メスやレーザー照射）・凍結法（液体窒素で凍らせる）などなど、ウウゥ……想像しただけでもオー・マイ・ゴッド！　しかし、治療法に鳥肌を立たせるよりもっと問題なのは、パピローマウイルスの一部が女性の敵になるということだ。

ヒトに感染するパピローマウイルスは１００種以上あるといわれている。そのなかの30種ほどが生殖器への感染症を引き起こす。感染経路は性交渉。普通は感染しても免疫力でウイルスが排除されて発症はしないのだが、何らかの原因で排除されなかった場合、増殖して尖圭コンジローマのパピローマを作る。

パピローマウイルスのなかで、数種のヤツらの持続感染が女性のがん化への引き金を引くとされる。がんの発生場所は子宮の入り口（子宮頸部）である。つまり、**尖圭コンジローマは間接的に子宮頸がんの原因となる可能性があり、女性の命に関わる性感染症といってもいいのだ。**だから、可能性が疑われる場合は、まず自分が検査を受け、感染が確認されたら、彼女にも検査を受けさせなければならない。

ただし、検査で感染が確認されても、残念ながら今の医療ではそのウイルスをやっつける薬はない。では、なぜ調べる必要があるのか？

女性に感染が見つかった場合、がん化のリスクが考えられるので、当然、がん検診を勧めることになる。どこの臓器のがんでもそうだが、症状が出る前に発見できれば、たとえ手術が必要だったとしても根治が期待できる。定期検診を続けていて見つかった子宮頸がんの根治率は１００％に近いそうだ。

もちろん、**ウイルスを除去できない以上、感染予防が何より大事だ。予防にはコンドーム装着による性交が最も簡単で確実な方法だ。**そして、言うまでもなく不特定多数との性交は厳禁。

米国で開発され、日本でも承認されたパピローマウイルスのワクチン、いわゆる「子宮頸がんワクチン」は、性交渉を始める前の年齢期にワクチンを接種して、あらかじめ免疫をつけさせておこうという目的のもの。つまり、数種のがん化を誘発するタイプのウイルスに感染してもすぐにやっつけて、持続感染させない免疫力をあらかじめ獲得させておこうという作戦だ。副反応（？）で一時話題となったサーバリックスやガーダシルがそれだ。接種推奨が再開されている。

25 血が出たらヤバい！——体の中でも外でも

たとえばアナタがボランティア活動で被災地へ行き、がれきや鉄くず、汚れた物などの撤去作業をしたとする。そして、作業中のふとした拍子に「アイテッ！」と傷を負ったとしよう。すると、その傷口から細菌に感染してしまうことがある。そんな感染症のひとつが**「破傷風」**だ。破傷風の予防接種を受けていないのなら、ケガをしたら直ちに受診することをお勧めする。

出血にも要注意。出血はバリアーが破綻した皮膚からの「気をつけなさいよ」という警告だ。ケガによる出血ならば、目にも見えるしわかりやすいが、吐血、血尿、血便など体の中からの出血にも注意が必要だ。これもどこかがおかしいという危険信号が発せられていると捉えるべきじゃ。まずはそこをしっかり理解してほしい。

たとえば、排便時にポタポタ鮮血が出る場合は、ただの痔の可能性が高いが、拭き取った紙にべっとり血がついていたり、ウンコの周りに血が付着して便器の水に滲み出ているようであれば、肛門の奥に何らかの問題があると考えていい。他の症状を聴取しなければ診断できないが、ポリープ、潰瘍性大腸炎（難病指定）、アメーバ腸炎（男性同性愛者に多い）、虚血性腸疾患など、いろいろな病気がある。

いずれにしても、**血便が出たのなら、一度アナタの菊のご門を診てもらうことをお**

勧める。

1週間以上続く下痢や、ちょくちょく起こる下痢、便の出方に変化が出てきた、なんていうのもアクションを起こしてほしい症状。病院で一度ちゃんと診てもらうべし。「ずっと以前から下痢で、お尻を拭いた紙に血がついたりもします」なんて問診で言われるとピクピクッときて、ついつい根掘り葉掘り聞くことになる。

例をあげると潰瘍性大腸炎。この病気は、1975年に厚生労働省の特定疾患（難病）に指定されている。治りにくく、一生付き合っていく病気といっても過言ではない。何より怖いのはがん化しやすいということだ。

もし潰瘍性大腸炎と診断されたら、最低でも年に1回は大腸の内視鏡検査を受けることを強く推奨する。だから、慢性の下痢があったら、たとえ症状がそれだけであっても、恥ずかしがらず速やかに病院へ行ってくれたまえ。

さて、体内の出血は本人の目には見えないところで起こっている場合もある。以前、「頭痛が半日続いていて、我慢できる程度なんですが、ちょっとしんどいんで……」と普通に歩いて夜間受診した患者さんがいた。

「チョー痛い？」

「そこまでは……」

「吐き気は？」

「ありません」

呂律《ろれつ》が回らないとか、手足が動きにくいといった自覚症状もなく、血圧も正常で神経学的所見もなし。しかし、念のためCT検査をしてみると……。

「ムム、このわずかに白くなっている部分は……」

直ちに脳神経外科の病院に転送。その夜すぐに報告がきた。

「紹介していただいた患者さんですが、先生の診断通り、くも膜下出血でした」

くも膜下出血というのは、脳を保護する膜のひとつであるくも膜の下にある血管が切れて出血すること。その8～9割が脳動脈瘤の破裂だ。出血の程度・場所によって症状・経過がかなり異なり、ガーンと頭痛がきて、バタッと倒れて、最悪は突然死ということになる。トイレでウンコしているときに頭の中で「ブチッ」という音を聞いた後、気がついたら病院のベッドの上にいた、なんていう人もいた。

特徴的な症状として、教科書には「突然起こる今まで経験したことのない激しい痛み（頭痛）」と記載されている。しかし、脳神経外科の友人からは、**「歩いて来るくも膜下出血の患者もけっこういるよ。教科書の記述はあてにならない。CTで見なきゃわからないね。私たちからすれば、頭痛でCT検査をするのは内科の先生の聴診器と同じ」**と聞いていた。

その「けっこういるよ」の数字が脳神経外科学会総会で発表された。当初、「風邪ですね～」「片頭痛ですね～」と診断された頭痛患者さんの5～8％が、後にくも膜下出血と診断されていたというものだ。

したがって頭痛の患者さん全員に対してCT検査をやれば、くも膜下出血の見逃し・誤診を減らすことができるはずだ。だが、そんなことをすれば「検査をいっぱいやって儲けていらっしゃるようですので、診療報酬を下げましょう」とお役人に絞られてしまう。頭が痛いのは、むしろこっちだ。

26 花粉症が元で生死を分けることもある!

辛いよね、花粉の季節。じつはオイラも花粉症(ただしキンモクセイの花粉)なので、気持ちはわかり合える。この辛さを分かち合えない花粉症持ちでないアナタも要注意。花粉がバシバシ飛んでくるところに5年以上住んでいると、花粉へのアレルギーを持ってしまう確率が高くなって、花粉症になってしまうのだ。

いったんそういう体質になったらしょうがない。症状が我慢の限界を超えた場合、一般的には抗ヒスタミン薬など抗アレルギー薬の内服、点眼・点鼻で対処する。

ここで問題なのは、**必要もないのにステロイド薬を好んで使う医者がいることだ。**ステロイドは免疫反応を強く抑える薬。花粉症の病因はアレルギー=免疫反応なので、ステロイドが有効であることは容易に予想がつくだろう。実際、かなり有効のようで、患者さんからは喜ばれる。

素晴らしい薬のように思えるが、ステロイドを勧められた際には気をつけてほしい。ステロイド薬は科学的に合成されたものだが、もともとは副腎という臓器で生成されているホルモンなのだ。体内での生成に加え体外からも投与するということは、当然、体内環境的には過剰状態にすることになる。そうしないと薬としての効果が出ないのだが、長期にわたって使用する場合は、気をつけないと大きな代償を払うことになりかねない。

長期にステロイドが効いている人工的過剰状態の下では、副腎でのホルモン産生は休止状態となっている。ステロイド薬にはいろいろな種類があるが、パッと効いてスッと薬効が落ちるタイプの薬を毎日のように飲んでいる場合、花粉のシーズンが過ぎたからと、いきなり内服を中止するとスッと薬効が落ちる。

このとき、体内のステロイドは産生休止状態であるため、アッという間にステロイドホルモン欠乏状態になる。この場合、**「急性副腎不全」**なる病名がついてしまう。生死を分ける病気じゃ。

そして、次に挙げる病気をもともとお持ちの方は、ステロイドの長期投与により病状が悪化する可能性がある。これらの病気を持っていることに気づいていない場合は、いきなり発症することもある。1回の注射で1カ月ほどの効果が得られるタイプのステロイドであれば、ゆっくり薬効が落ちてくるから副腎不全にはなりにくい。とはいえ、ステロイドの長期投与による主な副作用は知っておくべきだろう。

■ステロイドの長期投与によって起こり得る副作用

骨粗鬆症《こつそしょうしょう》、無菌性骨壊死（大腿骨・上腕骨骨折）、糖尿病、精神障害、消化性潰瘍、皮疹、脂肪肝、白内障、緑内障、ミオパチー（筋萎縮を伴う筋力低下、特に下肢）、血栓（血液凝固亢進《こうしん》）、心筋梗塞、満月様顔貌（ムーンフェイス）、野牛肩、易《い》感染《かんせん》性、食欲亢進（増進）、月経異常、精子運動・数の減少、多毛、脱毛、高血圧・高脂血症、小児への発育障害、他

なお、これらは内服薬や注射の場合の話であって、点鼻・吸入による局所投与であれば、全身への副作用はほとんど無視できる程度だから安心してほしい。

27 「そっちですか⁉」の性感染症

性感染症というと、エイズ、梅毒、淋病といったものを思い浮かべる諸兄も多いだろうが、近年、注目すべきは「B型肝炎」。**急性B型肝炎の感染経路はほとんどが性交渉じゃ。**

何らかの原因で肝細胞が破壊される炎症性疾患を肝炎といい、B型肝炎ウイルスが原因となっているものをB型肝炎という。破壊される肝細胞が著しく多いと、肝臓機能障害が増悪《ぞうあく》し、機能低下によって肝不全状態となる。こういった急性かつ広範囲な肝細胞破壊による高度な急性肝機能障害をきたした肝炎を**「劇症肝炎」**といい、その状態から脱却できなければ1カ月以内に死に至る。

オイラの大学時代の同級生は、B型肝炎の患者さんに用いた採血針を誤って自分の手に刺してしまったためB型肝炎に感染し、劇症肝炎で亡くなっている。となると、エッチ↓急性B型肝炎↓劇症肝炎↓墓参りということも十分にあり得るのだ。

諸兄にあまり馴染みのない性感染症をもうひとつ挙げるとすれば、**「アメーバ赤痢」**だろうか。これは赤痢アメーバが感染して起こる赤痢で、**基本的に食肉などから経口感染するが、ヒト→ヒトの感染はほとんど消化管からである。**

エッ、どこが性感染症かって？ アメーバ赤痢は普通の性交渉では感染しない。最近の感染は、アヌス（＝消化管）に入れたイチモツのパックンが原因となることが多いのだ！

アメーバは腸管に感染し、アメーバ腸炎を起こす。下痢・イチゴゼリー状の粘液排泄などが特徴的症状だが、慢性の下痢だけが唯一の症状のこともある。つまり、「最近ストレスで腹の調子が悪いな～」でアメーバのこともあるってこと。

アメーバが腸管から血管系に侵入すると、行き着く先は肝臓。そこで増殖して症状が出る。症状は発熱だけなので、すべての患者さんが風邪と思い込んで受診する。見立てる側も風邪という診断をしやすい。

そのうち熱が下がらずに再診。血液検査をすると、いわゆる肝臓の数値が上がっていて超音波検査をすることになる。で、「肝膿瘍《のうよう》ですね」となる。これは肝臓の中に膿が溜まってしまう病気。そして何が原因なのかを調べて「アメーバ⁉」と驚く。体内にアメーバの塊がいるとは、恐ろしや……。

この病気、同性愛者でなくても感染することがある。

以前、アメーバ腸炎と診断した患者さんは非同性愛者。食肉加工の仕事に就いている人で、ちょくちょく味見で生肉を食っていたという。アメーバは肉に混入しやすく、生肉を扱う場所も感染源になり得る。海外で下水道環境の整っていない地域では、この病気が多いだろう。

ちなみに診断後、この患者さんは出勤停止が妥当だろうと考えて、管轄の保健所に相談したのだが、「法定では問題なし」とのことで、アメーバ腸炎の治療をしながら食肉加工に従事していた。そんな話もあるくらいだから、やはり肉は生で食ってはいけないのだ。

28 「強い薬」「弱い薬」なんてない！

病院で処方されるのは強めの薬で、薬局で買えるのは弱めの薬と思ってる人はいないか？　薬を〝強い〟〝弱い〟という尺度で考えるのはぜひやめてもらいたい。ほとんどの薬は「用量依存性」といって、量によって効果が増減する性質を持つ。つまり、**〝弱い〟とされる薬でも服用する量を増やせば強く効くし、〝強い〟とされる薬でも量を減らせば弱く効くのだ。**

たとえば市販の漢方薬はじっくり効いて副作用も少ないとの認識があるようじゃが、慢性肝炎の漢方薬である小柴胡湯《しょうさいことう》を飲んで副作用で死亡した事例がけっこうあったから要注意。この小柴胡湯は、医者の処方箋がなくても薬局で買える薬だった。そんな〝安全な薬〟で人が死んでいるのだ。じっくり効くから安全……っていうわけではないんだな。

だったら多い量でガツンと効けばいいんじゃないの？　というわけにはいかない。

副作用で健康被害が出たら、それこそ〝過剰投与〟ということで、医療従事者がそれをやっちまうと、メディアに大騒ぎされてしまう。

以前、オイラが胃酸分泌抑制剤の処方箋を書いたところ、処方箋薬局の薬剤師が患者さんに「これは強い薬です」と説明したため、患者さんが怖がって飲まなかったということがあった。

その患者さんを、薬を処方して1週間後に再診したのだが、「胃の痛み、良くなりましたでしょう?」と聞くと、「良くなっていない」と言う。「エッ⁉ そんなことないはずなんだけど……」と詳しく聞くと、薬剤師から強い薬だと言われ、怖くて飲んでいなかったという返答だった。

治療薬として適切な薬なのに、「強い薬」と説明されては困ってしまう。このように、薬剤師の説明で怖くなって薬を内服してくれない患者さんがいる。しかし、**医者にとっては「飲んでもらっているはずの薬を患者さんが飲んでいない」ことのほうがよっぽど怖いのだ。**

さて、「強い薬」と言われやすい代表的な薬は胃酸分泌抑制剤だ。これが一般診療で用いられるようになったのは1983年のこと。それまで「死ぬ病気」だった胃潰瘍治療の歴史に終止符を打つ薬が開発されたのだ。それは胃酸を分泌させる刺激をブロックする効果のある「H2ブロッカー」という薬。アナタもご存じの「ガスター10」はそのうちのひとつ。

H2ブロッカーの効果は絶大だった。発売前は外科医の潰瘍手術が激減するものと予測されていたが、実際にはほぼゼロになった。たった1粒を1日2回内服するだけで、それも世界中でだ。

しかし、それまで「治らない病気」だったはずの潰瘍がたった1粒で治せるなんて、「そんな強い薬、副作用も強いのでは?」と思って患者さんに処方しなかった先生もいたのだ。

実際にオイラが研修医の頃、H2ブロッカーを処方されずに数種類の粘膜防御薬を飲まされていた潰瘍の患者さんがしばしばいた。今では内視鏡による止血術で血を止めた後、H2ブロッカーの内服で潰瘍そのものも治療して退院となる。副作用はどうかというと、今まで重大なものは経験していない。

つまり、H2ブロッカーは「強い薬」ではなく、潰瘍治療において人類が初めて手にした「適切な薬」と表現するべきだ。「酸のないところに潰瘍はできない」という理論を全うするべく開発されただけの、新薬に過ぎないのだ。

それなのに、なぜ薬剤師は患者さんの誤解や不安を招くような説明をしてしまうのだろうか？　原因は2つ考えられる。

①薬剤師の知識不足

単純に「新しい作用機序の薬＝強い」と認識している薬剤師が多い。潰瘍治療の歴史を知り、人体の修復能力の限界を理解していれば、「強い薬」などといった表現はできないはず。薬剤師だけでなく、薬の営業をするMR（医薬情報担当者）も勉強不足であることが多い。

②PL法

もし何かあった場合、被害者が受けた損害を法に則って弁償させられる。だから、損害の可能性、つまり、薬の場合は副作用を患者さんに説明しなければいけない。何かあったとしても、「私たちはそういう副作用が出るかもしれない薬ですよと説明して販売しました」と言えれば、法に裁かれない（本来のPL法はそういう目的で制定されているのではないが）。

昨今の「わかりやすく説明するべき」という流れは良い方向だと思うが、なかには勉強不足ゆえに、本質からはずれた説明になってしまう場合が残念ながらある。この話はまさにそれに当てはまるだろう。

アナタがもし薬剤師の言葉に不安を覚えることがあったら、処方した医師にもう一度相談することをお勧めする。医師はきちんとした診断結果を基に処方箋を出しているのだから、安心して正しく薬を服用してもらいたい。

29 たかが咳と甘く見ていると呼吸停止の可能性も!?

オイラたち医者は、諸兄の生命を守るために、常に最悪の状況を想定して診察をしている。その際、次のようなすれ違いがしばしば発生してしまう。

「先生、風邪をひいたみたいで咳が止まりません。薬を下さい」

「咳はいつから？」

「1カ月くらい前からです」

「えっ！　それならとりあえずレントゲンを撮りましょうか」

「いえ！　風邪薬と咳止めだけでいいです」

読者諸兄に〝咳＝風邪〟の認識を植え付けるテレビCM、ホントにやめてもらえないかなぁ。

〝風邪〟の医学的定義は……、もういいやね。で、症状としては、「ノド・鼻水・咳などの軽度の症状で4、5日／長くても1週間で自然に治る／症状が強くなければ投薬の必要性はない」とある。

しかるに、1週間以上続く咳は「もはや風邪にあらず」と考えるべきで、医学書のすべてに3週間以上の咳に対しては胸部レントゲンを撮れと書かれているのだ。**なかなか治らない咳に「今年の風邪は咳が長引く」なんて自己診断しようものなら、大げさでなく死んでしまうことだってある。**たとえば、咳が長く続く病気には、百日咳、喘息、気管支炎、肺炎、結核、肺がん、膿胸、心不全……などなど。

このうち喘息は、日本で年間2500人以上が亡くなっている。喘息の病状はピンキリで、軽い咳だけの発作ということもあるし、重い発作の場合は気道閉塞による低酸素血症から死に至ってしまうこともある。

結核は過去の病気ではなく、毎年平均で2万3000人前後が新たに罹患《りかん》し、年に2000人以上もの人が命を落としている。結核は、感染している人の咳やくしゃみによって放出された結核菌を吸い込むことによって感染する。長引く咳に加えて痰や微熱などの症状が随伴しやすい。

言っておくが、結核の咳、がんの咳なんてものはない。風邪の咳との違いは全くない！　つまり、**咳が長く続いたら、病院で検査を受けるべし。**

咳の聴診。「息吸ってぇ〜……吐いて〜」はナニを聞いている？　呼吸音に混じって「ヒューヒュー」という音がするのは喘息。軽症では息を吐ききる頃にやっと「ヒュー」とかすかに聞こえることがある。息を吸ったときに「プチプチ」と小さな気泡がはじけるような音がする場合は肺炎の疑いあり。

ということで、病院へ行って「咳が1カ月も続いてるんです」と訴えたのに、ペタペタ聴診器を動かして「風邪が長引いてるねぇ」なんてレントゲンも撮らない医者だったら、すぐさま違う病院へ行ってくれ。

最近、大人が気をつけるべき咳に百日咳がある。百日咳に感染した乳児の死亡率は、今でも国内で0・2〜0・6%という報告がある。この意味がおわかりだろうか？　あのふにゅふにゅのオテテをバンザーイしてスヤスヤ寝ている乳児が、百日咳にかかると200〜500人に1人が死んでしまうのだ。数字で言ったら、インフルエンザより死亡率が高いということになる！

そして、**高頻度に乳児を死に至らしめる百日咳という感染症の感染源は大人である、という事実を強く認識してもらいたい！**　これは世界的にも問題となっている。

予防接種の徹底により、日本における小児の百日咳患者数は少なくなった。だが、予防接種で獲得された免疫力は、年齢とともに低下していく。統計によると、おそらく成人の半数は免疫力がないことになる。だから職場で発作的な強い咳き込みをしている同僚に、ただの〝風邪っぴき〟として接触していると、アナタが感染してしまうこともあるわけだ。そして「パパ、咳がなかなか抜けないわね～」ってな感じで家庭に持ち込むことになる。

「吐きそうになる連続性の咳が発作的に出るが、仕事を休むほどではない」という人は要注意。百日咳は病初期に咳とともに菌が排出される。大人の百日咳なら死ぬことはまずない。平均50日間かなりの咳に悩まされて、なかには肋骨が折れる人もいるが自然治癒する。だが、家庭に予防接種前の乳児がいる場合は、感染させないよう注意しなければならない。

初期の段階で疑いを含めて診断し、適切な抗生物質を使って治療することが大切。ということで、万が一に備えて「咳が続いたら、まず先生」と覚えてもらいたい。

30

〝はしかクライシス〟は健康ボケの国民によって起こる！

ある日、一人の学生が熱と発疹で受診にやってきた。某有名私立大学の学園祭の実行副委員長だとかで、そんな状態だというのに学園祭の準備のために大学へ通い続けていたという。受診したのは発症から4日目で、熱は37・3℃。

診断は典型的なはしか（麻疹）だった。平熱でもないので、法に従って自宅軟禁の沙汰を下した。ところが、危ない病気なんだと丁寧に説明しても、「行っちゃダメですか～？」の一点張り。同伴の母親も「はしか、やってます!!」と言い張る。「本当にはしかですか？　風疹（三日ばしか）ではないのですか？」と問うと、「はしか……だと思い……ます」。

親子の理解度が心配だったので、翌日自宅に電話したら誰もデンワ！　というケースがあった。

ここ数年、はしかは減少傾向にある。最近の発症例はほとんどアジア型だという。以前は、日本ははしかの輸出国といわれ、先進国として恥ずかしい限りだったが、現在は輸入国となり、はしかに関してはやっと先進国になったようだ。

２００６年には世界で24万人以上がはしかで死亡したと推定されている。風邪に似た症状から始まり、やがて高熱と発疹が出る。肺炎や中耳炎を合併しやすく、先進国でも1000人に1人の割合で死亡するといわれている。このため、昔の日本では「命定めの病気」と恐れられていた。

咳・くしゃみ・目やになどが出る〝カタル期〟の感染力はすさまじく、すれちがっただけで感染してしまうといわれているほど。手洗い、マスクだけでは予防できず、最も有効な予防法はワクチン接種となっている。

はしかにかかったことのない人は、感染するとほぼ100%発症するが、一度かかると体内に抗体ができ、二度とかからないといわれている。ところが現在、日本では20~30代のはしかが増加傾向にある。

全体としては減少傾向のなかで、なぜ〝大人のはしか〟が流行るのか？　小児期の予防接種で獲得した免疫力が年齢とともに徐々に低下してしまうことがあるからだ。それでも通常はすぐに免疫がウイルスを攻撃して駆除するため、症状が出ない。ところが、ウイルスの攻撃に耐えられないところまで免疫が低下している状態で感染すると、発症してしまう。

くだんのバカ学生は、他人にうつすことも考えずにシャバをふらつき、ウイルスをバラまき続けたことになる。死ぬこともある病気のウイルスをそれと認識していながらバラまく行為は、殺人未遂じゃないか。まさに健康ボケ！

「動けるから平気」という危機意識のなさ、人に病気をうつしても構わないという身勝手、感染を知っても学校へ行き続ける非常識……。そんな輩《やから》がわんさか徘徊しているのが、わが国の現状なのだ。なにがキズナじゃい！

感染症は、乳幼児やご年配の方にとっては死に至る確率が高い病気であることを認識してくれ！　多くの感染症は風邪に似た症状から始まる。何もかも風邪と思い込んでしまうときちんとした対応が遅れ、本人はもちろん、周囲の家族や同僚を危険にさらすことになる。

「○○市老人施設、ノロウイルス感染で死者○人」「インフルエンザ院内感染で死者○人」などというニュースを毎年のように聞くのも、本人やスタッフが〝ただの風邪〟と思い込んでしまうことによる結果だろう。

31 〝コンドーさん〟アレルギーでラブホから救急搬送!?

スズメバチに刺されたときなどに起こる「**アナフィラキシーショック**」。全身性の即時型アレルギー反応で、心拍出量減少と血管拡張による血圧低下、気管支平滑筋収縮による呼吸不全などが起こり、死に至る病態に陥る。スズメバチによる虫刺症では年間20〜30人が亡くなっているといわれている。

スズメバチの毒の他にアナフィラキシーショックを起こしやすいものとして、卵、エビ、蕎麦、ピーナッツ、イカなどが知られている。また、ラテックス（天然ゴム）で起きることもある。手術用手袋を使う医師や看護師の事例が多いようだが、**運が悪ければラブホでコンドーさんによる天然ゴムショックを起こし、救急車出動なんていうこともあり得るぞ。**

危ないのは異物（抗原）に初めて反応したときではなく、２回目。最初は体内で抗体が作られるだけで表立った生体反応をきたさないが、２回目は過剰な免疫反応を起こし、産生される種々の化学伝達物質（ケミカルメディエーター）による作用でアナフィラキシーショックが起きてしまう。

発症した場合、激しい呼吸困難や血圧低下などの強烈な症状が、数分から数十分以内という短時間に起こってしまう。命を救うための処置は、ただちにエピネフリンを注射して、血管を収縮させ、かつ気管支を広げること。

アレルギーがあって心配な人や、スズメバチに刺されたことのある人は、血液検査を受けておくことをお勧めする。ハチの場合は、抗体を血液検査で調べることができる。パッチテスト（皮膚テスト）もあるから、心配だったら調べてみてほしい。

最近は医師の処方によって携帯自己注射器が持てるようになったので、リスクがあるなら常備を。確実に死亡率を下げることができる。

ちなみにオイラは数回、ミツバチとアシナガバチに刺されているが、今のところ生存している。しかし高校時代に、りんご・さくらんぼ・にんじん・なし・セロリにアレルギー反応が出るようになってしまい、食べるとノドがカユカユ、メンタイ唇、声枯れ（声帯浮腫）、嘔吐の症状が出るようになってしまった。症状がひどいと「死ぬんじゃないの⁉」と感じるため、今でも怖くて食べようとは思わない。

32 検便のやり方を間違っていると、命を落とすかも⁉

ここ数年、日本人のがんで増えているのが大腸がん。女性のがん死亡率1位となっており、男性でも近く肺がんに次ぐ2位になるだろうと予測されている。

すべての〝治せる〟がんがそうであるように、大腸がんも自覚症状がない。自覚症状が出る頃にはかなり進行していて、他臓器への転移を考えなくてはならず、終わりの覚悟が必要となることも多い。

そんな大腸がんを早期に発見するための検査が「便潜血反応検査」、いわゆる〝検便〟だ。これは読んで字のごとく、ウンコの中の目に見えない出血（潜血）を調べるためのもの。ここで潜血が検出されれば痔や大腸がんの疑いありとなる。

アナタは検査の目的、ちゃんと知っておったかな？　検便というぐらいだから、ウンコの成分がどうとか、ギョウ虫の卵がないかとか、なんとなくそんなことのためにやるのだと思ってらっしゃる方が結構多い。だが、こちとらが興味あるのは、**じつはウンコそのものではなく、血のほうなのだ。**

しかし、この検便、検体であるウンコをアナタ自身の手で採取しなければならないところに落とし穴がある。きちんと採取しないと、せっかくの早期発見の機会を自ら逃してしまい、助かる命をウンコもろともポットンと落とすことになるかもしれない。

日本人はとかくシモ系の話を忌避する傾向がある。それに、たとえ自分の身体から出てきたブツであっても、ウンコが不浄のものであることに変わりはない。そんなわけで検便も、端っこのごく一部にチョッとだけ採便棒を突き刺し、棒にウンコがついたらハイ終了！　としている人が多いのではなかろうか？

イカ〜ン！　検査の目的は大腸内壁からの出血なのだから、ウンコ内部にブッ刺してしまっては意味がない。検便キットの説明書をよく読みなされ。詳しく図解されていると思うが、ウンコの表面をなでてあげるのが正解。

およそ1・5mの大腸をうねうね辿って押し出されてくるウンコのどの部分に血液反応があるかはわからないので、ていねいに、くまなくなでてやる必要がある。アナタの身体の異常を教えてくれるのだから、感謝の気持ちを込めて「いい子いい子」とウンコをなでるべし。実際、そこまでやっても血液付着部位に遭遇しない可能性があるくらいじゃ（だから2日に分けて採便してもらうようになっている）。

それでも100％発見できるわけではない。がんが小さすぎて出血していないこともある。その場合、その年は陰性となって無罪放免。しかし、翌年までに少しずつ育って反応が出てくるかもしれないわな。だから検便は毎年行うべきなのだ。

これはまったくの余談だが、先輩から聞いたありがたい話がある。ある日の大腸内視鏡検査でのこと。検査中の内視鏡モニターに、見たことのない〝ヒトらしき姿形の何か〟の影が映った。それは大腸粘膜の表面に存在した。

「何、これ……？」

接近すると、それは何と仏様だったという！　実際に撮った写真を見せてもらったところ、たしかに御仏《みほとけ》だった……。この大腸の持ち主は、便潜血反応が陽性で、内視鏡の検査をすることになったおばあちゃん。「大腸がんの可能性も」と脅かされ、不安でいっぱいになったおばあちゃんはお寺へ行った。そこでもらったありがたいお札を「仏様、何ごともありませんように」とお守り代わりにゴックンと飲み込んだというのだ。そのお札が消化を免れて大腸粘膜に張り付いていたというわけ。ちなみに検査結果は異常なし。これぞ御・利・益！

なお、昨今の乳がん・大腸がんの増加原因は高脂肪・高タンパクといった欧米型の食生活化が原因のひとつと言われている。神頼みでお札を飲み込む前に、まずは食生活を見直してみてほしい。

第3章

医者は何でも知っている？

33 夜間受診はそれなりのデメリットを覚悟すべき

夜間救急外来に行く場合は、いろいろな意味で要注意。夜間は通常の検査・処置ができない施設がほとんどだからだ。機能上、十分な医療を提供できないこともある。

あるときの日勤外来で、いつもは◯◯先生にかかっている患者さんから、これからはオイラのところで診てくれまいかとのご相談をうけた。理由をおうかがいすると、「以前、夜に具合が悪くて受診したら偶然いつもの◯◯先生が当直で、ラッキーと思ったんですが、『なんでこんな時間に来るんだ！』って怒られたんです。それ以来、あの先生が怖くなっちゃって……」。

患者さんはたいてい素人だから、どの状態が危険なのか医学的知識がない。だから、心配になれば夜間でも来る。それはそれで文句など言えるはずもないのだが、そうした人があまりにも多いと、「なんでもっと早く来なかったんだ」とか「こんなことでこんな時間に来ないでください」と患者さんに言ってしまう場合がある。無論、こういう対応は医者失格。しかし、安易な夜間受診が当直の医者に大変なストレスを与えているということも知っておいてほしい。

そもそも夜間受診では、患者さんは損をしやすい。一般病院では、昼間の時間で行える検査はほとんどできないと言っても過言ではない。

では、たとえば大学病院の救急外来ではどうか？　問診の技術を研鑽中の先生が診ることが多いから、腹痛で受診していきなり採血、ひどいと造影ＣＴなんかもやられてしまう。これには、見逃しがあるとすぐに訴えるとか新聞沙汰になるといった風潮から、そうせざるを得ないという面もあるのだが、その実情をうまく利用すると、患者さんの安心と引き換えに検査料で病院は儲かり、的はずれな検査をしている先生でも、経営に参加している先生だと大きなお咎《とが》めはない。

現状、コンビニ感覚で受診する人が多い夜間外来はあまりにも多忙。内科・外科・

小児科・婦人科の医者が不足してしまった大きな理由はここにある。当直業務でクタクタの先生へはどう対応したらよいか？　当直明けを休みにすればいいのだが、実際はそう簡単にはいかない。病院機能を全うするためには、休んだ先生の穴を埋める医者が必要になる。それを常勤医が補ったら、その先生の負担が増える。

もっと医者を雇えばいいのだが、その人件費をどうやって賄う？　現在、保険の医療点数はどんどん減っていて、今後もさらに減少させる予定らしいから、医療機関の収入も減っていくだろう。すなわち、穴埋めの先生すら雇えないのだ。だから「先生、当直明けでお疲れでしょうが、夜間も昼もボロ雑巾状態でがんばってください」となる。正直、やってられんよ。

しかも、指示やら処方やらに一字一句間違いのない記載・パソコン入力をしなくてはならず、肉体的・精神的ストレスの対給料比は相当に安値だろう。そんな仕事、やりたいか？　一人が辞めると残された医師に負担が加わり、疲労が溜まって集中力が途切れる。残念なことだが、そういった背景が重なり、医療ミスが発生する状況なのだ。そしてまた医師が減っていく。いわば負のスパイラルじゃ。

さらに、患者サイドはすぐに訴えるという風潮。発端はわれわれ医療現場にあるのだろうが、治すことができなかったり、余病を作ってしまったりすることへの過剰な批判的報道が、国民に「期待した結果にならないときは何かある」との認識を植えつけた。そういった理由から、それこそ「ボロ雑巾状態でがんばっているのに、そんなふうに思われているなら、やってらんね～よ。やめたるわい！」となる。

知ってくれ！　日本中の当直医は、昼間の仕事に引き続き当直業務に突入し、明けはそのまま通常業務をこなしている。労働基準法なんかクソくらえだ。当直の医師は翌日の仕事のことを考え、患者さんが減る深夜2～3時過ぎ頃になんとか眠れたらいいなとベッドに入る。思わずどっぷり寝てしまったところを起こされたとき、すぐに頭が働く人がいるだろうか？　残念ながら、オイラたちはゴルゴ13ではない。

要するに、夜間は医者が誤診しやすい時間帯だということ。少なくともこのぐらいは知っておいてほしい。

34 「胃・腸・炎」などという病気はないのだ！

病原体の感染で腸炎になると、下痢は高頻度の症状。54ページでも説明したが、病原体は小腸、大腸の粘膜内で増殖し、悪さをする。そのせいで腸においては水分の吸収障害の他に少しでも早くウイルスを体外へ排出しようとするから下痢便になる。

炎症を起こしている場所によっては、特に小腸では、「お腹が痛い」というより「胃がイテ〜」と感じるので、多くのお医者さんは「急性胃腸炎ですね」と言うのだが、この病名は絶対におかしい。新聞でも「お腹にくる風邪」だの「感染性胃腸炎」だのと書いているのを目にしたことがあるだろう。あろうことか、海外の偉い先生の書いた教科書も「急性胃腸炎」でまかり通っている。

実際は、下痢して胃が痛い人に内視鏡検査をしても、胃の粘膜には何の異常もない。なのになんで「胃・腸・炎」なんだ！

場末の医者が何を吼《ほ》えてるんだと思ったアナタに質問。胃腸炎＝胃痛のある腸炎のことだと思っているのだろうか？　そうだとしたら、胃痛だと思って病院へ行った人が「盲腸（急性虫垂炎）です」と言われるような場合は「胃虫垂炎」になるんでしょか？　「ご飯を食べた後、胃が痛くなって」と病院へ行ったおばあちゃんが胆石の手術をして帰ってくるようなバアイは「胃胆嚢《たんのう》炎」なんじゃろか？　そんな病名は聞いたことないでしょ？

それでも「ノロウイルスによる胃腸炎」などと言うお偉い先生を信じるアナタには、さらに強烈な一言を加えてさしあげよう。**ノロウイルスの感染臓器は空腸（小腸の一部）だから、胃には炎症をきたさない。すなわち胃炎の原因にはならないのだ。**だから胃腸炎の「胃」を外して「ノロウイルスによる腸炎」と言うべき!!

そもそも「嘔吐＝胃の病気、胃痛＝胃の病気」と思い込んでいる医者がいるから夕チが悪い。教科書を引っ張り出して、もう1回「胃」の項を読み直してみてはいかがだろうか。**吐き気が出る病気はあっても、嘔吐をする胃の病気はほとんどない。**刺身で感染するアニサキスという寄生虫の感染でまれに吐く。他は、胃の出口の進行がんも嘔吐しやすい。このくらいだ。

たとえば、ノロウイルス感染症を「胃腸炎」と診断された患者さんが処方箋を持って薬局へ行くと、胃薬を出されて「胃の粘膜を修復する薬です」と説明される。しかしノロでは胃の粘膜障害は出ないのだから、**たとえ患者さんが胃痛を感じていても、出されたものはまったく効かない無駄な薬なのである。**

ノロウイルスの感染が疑われる場合、希望すれば自費扱い（1万円弱）できちんと診断してもらえる。便や吐物からノロウイルスのRNAを調べてもらうことができるのだ。ただし、正しく診断できたとしてもノロウイルスの特効薬はないので、自然に回復するのを待つのみとなる。待つって言ったって、ノロの腸炎はほとんど一日で症状は治る。だから「お腹の風邪」って言われていたんだ。

ところで、なぜ胃ではない場所の病気で胃が痛くなるのだろうか？　胃痛や嘔吐で受診し「胃腸炎、つまりお腹の風邪ですな」と診断された人が、じつは心筋梗塞だったという話もある。

このカラクリは、いろいろな内臓からの痛みを脳に伝える神経が、胃からの痛みを脳に伝える神経に入り込んでいる場合に起こるらしい。だから腸からの痛みでも脳みそでは「胃が痛い」と感じるのだ。

本来の胃炎の痛みはだいたいは持続性。一方、腸からくる〝なんちゃって胃痛〟の多くは脈打つように周期的に襲ってくるはずで、胃炎のものとはまったく別。**だから、下痢して胃が痛いときに胃薬を飲んでも効果はない。**

周期的な胃の痛みは腸の蠕動《ぜんどう》運動が関与しているので、この場合、胃の痛みを回避するためには蠕動を抑える薬（ブスコパンって薬、アナタも聞いたことあるでしょ？）を用いるのが正解なのだ。おわかりかな？

35

定期健診、ほぼ無意味って知ってる？

会社の定期健康診断を受け、しばらくすると結果が出て「再検査だ～」とか「セーフだった～」と一喜一憂する姿が見られたりする。しかしこの際、医者としてはっきり言おう。**健康診断は、ほぼ意味がないのだと。**

そもそも「健康」って何？　自分が健康かどうかを調べるよりも、自分が死なないかどうかを調べるべきだと思わない？　たとえば、日本人（成人）の死因ナンバーワンであるがんが自分の体のなかにあるかどうかを調べるのが、最も重要だとオイラは思うんだが。

たとえばレントゲン。肺がんを見つけてくれると思う？　**レントゲンで見つかる肺がんは、少なくとも１㎝以上になったもの。それも、写真からそれをちゃんと見分けられる能力を持つ医師が診てくれたバアイの話だ。**２㎝まで成長した肺がんは根治しない場合もある。もっと初期の段階で診断しようとするなら、ＣＴ等の精密検査が必要になる。

お約束のＡＳＴ値やＡＬＴ値はどうか？　この数値で肝臓病かどうかをジャッジしているのだが、ただ数値が高いというだけで「肝機能障害が……云々」の決まり文句。あのさぁ、ＡＳＴ、ＡＬＴってのは肝臓の細胞がどれだけ壊れているかの指標であって、肝機能じゃないんですけど……。

一方で死を覚悟する肝臓病（肝硬変症と肝臓がん）についての検査は項目に入ってて

いない。肝臓がんを診断するなら超音波やＣＴ等の精密検査が必要だが、普通は検査メニューにない。

現在において「死なないかどうか」を確認するためには、〝がん検診〟を受けるべきだ。内視鏡を使って胃・大腸を診れば、ミリサイズのがんを見つけられる。健診のバリウムでは無理だ。ＣＴスキャンで内臓をひと通り調べれば、各臓器のがんが初期状態で発見される可能性もある。がん検診には健康保険が適用されないから、１００％自己負担で10～20万円くらいかかるが、命のことを考えたら高くはないだろう。

会社の健康診断で使える項目はというと、計測する身長・体重からは肥満度が計算され、メタボの判断に生かされる。呼吸機能検査では肺気腫・肺繊維症の気《け》があるかどうかが判断できる。また、即対応できるのがコレステロール。高コレステロール血症は動脈硬化の大きな危険因子となるから、それがわかれば、薬による対処が可能になる。

つまり、まったくの無駄とまではいえないが、肥満度が高けりゃ減量指導、呼吸機能が悪けりゃ禁煙指導、肝臓が悪けりゃ原因精査など、健診の結果を生かしてやるべきことはいっぱいある。なのに、酒を飲んでりゃ「アルコールを控えましょう」、コレステロールが高けりゃ「油物を減らしましょう」なんて、お決まりのコメントなんか何の意味もない。

健診の結果が悪ければちゃんとした指導をし、半年後に再検査して目標を達成していなければ減給にするくらいの気合いがなけりゃ、大切な社員の健康を診たことにはならんわな。

2008年4月から始まった、いわゆるメタボ健診も然り。これは病気になりやすい輩を早めに見つけて、将来的にそいつが余分な医療費を使わないように生活習慣を改善させておこうと国が始めたもの。

しかし、「アナタはメタボです」と診断されたところで、「ヤバいぜ、やっぱり病気予備軍だった。早死にしちまう」と危機感を持って食事・運動などに気をつけるサラリーマンがどれくらいいるだろうか？　たとえそこで生活改善を始めたとしても、1年後に継続している人は何人いるだろう？

診断された人の99％は「ガハハハ、メタボだってよぉ」なんてノリで、健診結果を酒のツマミにしているんじゃないか？　諸兄もメタボをそう真剣に考えていないだろう。本来、メタボ健診は、病気を発症する前に国民の健康意識を高め、将来の医療費削減のために行われているんだぜ。酒のツマミのためじゃあねえよ！

そもそもメタボ健診を受けるべきは、他でもない国会議員の先生たちだろう。言い出しっぺなんだから、国民に示しをつけてもらいたい。これからは先生方の選挙ポスターにメタボ健診の結果を明記してみてはどうだろう。われら国民は健康な先生に国策にあたってほしいのだから、個人情報がどうのこうの言ってないで堂々と「私は健康です！　自己管理ができてます」と宣言できる上出来な心意気の、オープンな先生を選びたい。これ、なかなかいいアイデアだと思いませんか？

会社からやらされる健康診断は、極論すれば「社員の健康を気づかってますよ」というポーズに過ぎないといってもいいような気がする。やらないよりはマシだけど、ほぼ意味がないということ。だから、あの程度の健診の結果で一喜一憂する必要はないぞ。

36 これがリアル「白い巨塔」だ！

毎年胃カメラをのんでいる人が、今年の検査でがんが見つかったとする。「早期に発見してくれてありがとう」という気持ちになるかもしれないが、感謝どころじゃないぞ！　そのがんは前年にはあったはず。つまり前回の検査での「異常なし」こそが「見落とし」だったってことかもしれないのだ。

残念ながら、こういうレベルの見落としは日常茶飯事。いくら内視鏡が進歩したとはいえ、カメラの解像度には限界がある。超早期といえるような5㎜程度のがんとか、凹凸が乏しいがんは「この場所、ちょっと変……」的な見え方でしかない。その些細な変化に気づかなければ「今年も異常ナシ！」となってしまう。

たとえば、ある日の人間ドックで早期の食道がんが発見された。見つけたのは治療内視鏡チームの一員。写真を確認すると、内視鏡治療で根治できそうだったが、思わず出た言葉は「毎年カメラをやってる人なの？　この変化は前からあるはずなんだけど……」。

そこで過去の画像を調べてみると、〝ちょっと変〟は2年前からちゃんと写っていた。ガビ〜ン。そのときの施行医は〝ちょっと変〟に気づかなかったのだ。

諸兄らがすべての道路標識を発見・内容理解しながら運転できないのと同じように、〝ちょっと変〟のすべてを見つけられないこともある。超早期がん＝がんの些細な変化を知らない先生ならなおさらだ。

それよりも問題なのは、〝医者の病気知らず〟だ。たとえば大動脈腸管瘻《ろう》という病気があって、特徴的な臨床症状と内視鏡所見を知らないと、１００％死に至らせてしまう。じつはオイラは二度見落としたことがある。二度目の患者さんの治療で、外科の教授から指摘されたお陰で疾患の全貌を理解することができた。「コイツを知らなきゃ内視鏡を扱う資格はない」と、静かに叱られた。

きれいごとばかりの教科書による教育も見落としの原因である。たとえば胆石の発作時の症状は、「右上腹部や心窩部《しんかぶ》（みぞおち）に痛みを生じる」と記載されている。しかし、実際に患者さんの口から出てくる言葉は「心窩部が痛い」ではなく、

「胃が痛い」が圧倒的に多い。なかには「胸が痛い」という患者さんもいた。高齢者では発熱と嘔吐だけという場合も珍しくない。

そこで医者は「胃が痛い」のだからと、訴えに何ら疑問を持つことなしに「胃の薬を出しときます」となってしまう。執筆する先生方にはもっと現場に則した教科書を書いていただきたい。

さて、ここで正直にお伝えしておこう。一生懸命やっている医療行為において、どこまでが医師の過失なのかを証明するのは難しい。とはいえ事故をそのままにしていては、再び同じことが繰り返される。そこで証明する手だてがひとつある。いわゆる病理解剖＝剖検だ。

剖検とは、ご遺体を解剖して死因を究明することをいう。独居死や犯罪被害者の解剖は司法解剖というが、そうでない死亡者の解剖は剖検と呼ばれ、当然のことながら遺族の同意が必要である。

そのせいか、医療事故と思われる場合であろうと、患者さんが剖検されることが極めて稀であるのが実際のところ。なぜか？　遺族が「早く家へ連れて帰ってやりたい」と願うから。さらに、たとえ亡くなった後でも、愛しい家族の身体が切り刻まれることを嫌がるからだ。アナタ方も、家族の死に際してはきっとそうなるだろう。

また、不祥事を起こした多くの企業がそうであるように、病院にも隠蔽体質がある。深刻な医療事故が発覚すれば患者数が減るだろう。厚生労働省から保険医療点数のマイナス・ペナルティをもらえば、ダイレクトに経営への打撃となる。損害は計り知れないのだ。

剖検の結果を厚生労働省や学会に報告・発表し、他の医者とミスを共有してこそ、医療の進歩につながるものとオイラは思う。しかし、事故の原因を追究するために病院側や担当医側が剖検を望む場合は、剖検を拒む遺族を説得する労力を伴う。そのうえ剖検の結果、遺族から法的に訴えられることになった場合、医者にとって非常に不利な材料となることがある。

じつは、ここで医師の差が出るのだ。訴えられようが真理を知りたい医者や、残された家族から信頼される治療を行った医者は、剖検を許されるだろう。

剖検をしていなかった場合、医療事故だったという証拠がないわけだから、示談で一件落着。ご遺体はそのまま火葬され、決定的証拠が隠滅されることとなる。すると病院はこれ幸いと届け出をしない。事故を起こした病院にとっては、じつに都合のいい話だ。

実際の医療の世界では華々しい成功例ばかりが表に出てきて、「こんなことしちまったらコンナンなっちまったから気をつけようぜ」なんていう発表は乏しい。まさに「白い巨塔」である。

死因がモヤモヤのまま、家族を黄泉《よみ》の国へ逝かせてしまうのは不憫だとオイラは思う。もし自分の家族や大切な人が病院で死亡し、医療事故の疑いがあるようなら、剖検することを強くお勧めする。もちろん、死亡した病院ではなく第三者機関で行ったほうがよい。最寄りの大学病院か警察病院へ依頼すれば、スムーズに受け付けてくれるし、費用は無料。原則として顔へはメスを入れず、遺体はきれいな状態で返されるから安心してほしい。

37 良い医者・悪い医者は風邪の対応で見分けろ！

長年付き合ってきた胆石とついにサヨナラしてきた患者さんから聞いた話。

家族が非常に不快な思いをした、とのことだった。その患者さんが言うには、「手術が終わりました」と家族が呼ばれて執刀医と面会し、「どうもご苦労さまでした」という感じの通りいっぺんのセレモニーがあったそうな。医者はそこで何の前フリもなく、「こんなん取れました〜」という感じで、無造作に膿盆の上にデロ〜ンと横たわった状態の胆嚢を家族一同に披露したんだと。

「ハイ、これ。取った胆嚢。んで、これが中にあった石」と、血の付いたツルツルの臓器とグッチョリ胆汁にまみれた胆石の入った透明な容器を目の前でブラブラさせたという話。いきなり見せられてショックを受け、それ以降食欲がなくなった家族がいたのだそうだ。「せっかく胆石の手術が無事に終わったのに、嫌な思いをされましたね」と同情しながら思った。欧米では「ご覧になりますか？」から始まるのが普通なんだよな。

最近は、やれインフォームドコンセントだ、ガイドラインだ、ＥＢＭ（Evidence-Based Medicine＝根拠に基づいた医療）だとカッコつけているけれど、医学界の意に反して、ニッポンの医者個人の人間性は進歩していない場合があるようだ。

患者さんにとって良い医者とは、学歴でも肩書でも経歴でもない。それでは何で選ぶべきかといえば、学識があるということと人間性だな。しかし、すべての医者が秀才ではないし、すべての医者が人格者でもない。それを大前提として、ここでは医者の見極め方を伝授しよう。目の前の先生をスッポンポンにすることはできないが、それを垣間見ることはできる。

たとえば病院へ行って「風邪なンですけど」と言うと、その対応はだいたい３つに分類される。⑴怒る。⑵怒らずに「お風邪ですか。では、どんな症状？」と聞く。⑶軽く問診で流して「ウン、風邪ですね」と言う。

⑴の先生は医学に真面目すぎ。そして短気。「どういう根拠で風邪と診断したんだ？」という心情だ。風邪に似た症状の出る病気は無数にあるのに、よく知らないで

「風邪です」と言ってくるから、「テメーで勝手に診断してんじゃねーよ」と怒ってしまうらしい。

感情的になるのは医者としては失格だが、真剣さの裏返しと思って許してやってほしい。アナタ、きっちり診断してほしいでしょ？　そのために医師が行うべきは、問診で根掘り葉掘り状態を聞き、実際に触って、必要があれば検査をする。アナタが風邪だと思ってやってくるから、正確な診断のためのそういった行為＝診察に協力してくれなくなる。イラッとくる。そんな「風邪です」が何人も来れば、さらに怒りたくなるのは当たり前。

⑵は大人な医者。「アンタの自己診断はあてにならないから、手っ取り早く問診させてよ」を内包した対応である。

⑶はヤブの可能性あり。だって風邪に似た症状の出る病気は無数にあるって書いたでしょ？　だから、ろくに診察しないで「ウン、風邪だあに」っておかしいでしょ？実際、「風邪だあに」を連発する〝カゼ先生〞がいるのは事実。なんのために医学部で勉強していたの？　ってお尋ねしたくなるわい。

次に、最低な医者の見極め方をお教えしよう。

(1)医者=偉い、というメンツにこだわる医者

「わかりません」が言えない。だからアナタが理解できないような病名で適当にごまかす。「とりあえず診断名を言っておかなきゃ」と。その表れが「ストレス性の……」だ。

(2)敬語を使わない医者

「今日はどうしたの?」。とても上から目線。患者さんは病気を持ってしまった、あるいは辛い症状を自覚している、といったハンデキャップを背負って己(医者自身)の前にいる、という認識なし。

(3)相手によって態度の変わる医者

外来でもそうだが、特に入院中はよくわかる。回診時にやけに丁寧な口調で接する患者さんと、そうでない患者さんがいたりする。金持ち、お偉いさんと一般人を区別しているってこと。病気は平等に襲ってくるのに。アナタ、入院していなくても、お見舞い時にダンボ耳になってみなされ。

(4)外見に気を使いすぎる医者

格好と実力は別問題。格好つければつけるほど、医療以外に神経が回っているということ。患者さんに不快感を与えない格好であれば、それでよい。

(5)入院が必要となったときや入院中に、家庭や仕事の状況に気を回してくれない医者

入院中の患者さんがな〜んもしなくても、家庭や仕事の状況は変化する。外出、外泊が必要となることもある。「入院してるんだからダメです」でおしまいの医者は、患者を診ずに病気だけを見ているわけだね。

お次は良い医者の見極め方。

(1)冷たい聴診器を使わない医者

(2)患者さんの目線まで下げることができる医者

たとえば診察の際、ベッドの横で膝を折ることができる医者。

(3)外来で、患者さんが穏やかな表情で診察室から出てくるような医者

いろいろな部分で満足を感じているから口元が緩むのだ。

「病院の選び方」「医者の選び方」なる指南書を書店で目にすることがあるが、ああいったものはおススメできない。インターネットで調べる人も多いと思うが、病院のホームページには、やけに愛想の良さそうな先生の写真。さらにプロフィールを見ると、かの◯◯大学卒業、医学博士、いろんな学会の専門医取得。フムフム……。ところが実際に受診してみると、期待したほどでなかったりする。

医学博士という称号は、医学の進歩に貢献する研究をしたという称号である。しかし、今のアナタの病気と直接関係する研究ではない。ちなみに昔は金で博士論文を買うこともあったそうだ。これ、ホントの話。

「◯◯学会専門医」という肩書を参考に選ぶ人も少なくないだろうが、これも思ったほどあてにならない。一部の学会を除いて資格取得要件は甘く、学会費を納め、学会場に参上した証拠を提示し、いくつかの論文の共同研究者に名を連ねていれば得られる。たとえば、学会場に参上した証拠を他人に取ってきてもらおうと思えばできてしまう。これが日本の資格なのだ。

冷たくない聴診器、医療器材を使用。冷たいときは「ちょっと冷たいです」と言う。そんなチェック項目、〝選び方本〟には書かれていない。でも、そんなことって、人間が人間を診るうえでの最低限の条件ではないだろうか。それを人間性というのだろう。

日本で医者になるために必要なのは、医学部に入学すること。その志望動機にはいくつかパターンがある。⑴頭が良いから医者になりたい。⑵頭が良いから進路担当の教師に医学部進学を勧められた。⑶バカだけど医者になりたい（学費には余裕がある）。⑷医者にならざるを得ない状況にある。

つまり、**医者になりたいという意志が希薄でも学力があれば医学部に入れる。**また、バカでも財力があれば医学部には入れる（とはいえ、今は〝裏口〟は閉ざされているので、それなりの学力は必要）。

肝心の〝医学に携わる人間としての適性〟の評価は、お粗末ながら内申書しかないというのが実情だ。次なる国家試験はマークテストで、医師としての人間性の適性を問う問題が混じっており、誤りを選択すると、それ1問で他が満点でも不合格となるように作られている。体面は〝国家試験に適性を問う問題を〟との国民の要求に応えてはいるが、そんな地雷問題は一目瞭然で、誰も間違えたりしない。そしてなんと、たった6割正解するだけで合格（オイラの頃はね）。

つまり、**医学部志望から国家試験合格まで、人格は評価されずに青年医師が誕生し、白衣を着ることとなる。**たった一枚の白衣が、その医者の生い立ちや人格などを覆い隠して〝センセイ〟にしてくれるのだ。

38

看板の「○○科」はぜ〜んぶ〝自称〟だって知ってる？

医療には標榜《ひょうぼう》（診療科として掲げる看板）というものがある。「外科」「内科」「消化器科」といった科目看板のことだ。でも、医師免許証には、外科とか内科などの区別はなく、「アンタは国が医者と認めました」としか書かれていない。

最初に申し上げる。**じつは医師の標榜科というのは、単なる自己申告制なのだ。**標榜には資格試験等が存在せず、医師免許さえ取得すれば、麻酔科以外はどんな標榜を掲げてもかまわない。つまり医師が努力して身につけなくとも、専門外の診療科目を標榜しても問題はない。

たとえばオイラは for adult only、かつ特殊な内科医だが、16歳以下のお子さんも診療している。16歳以下は小児に区分されているから、オイラの行為は〝小児科診療〟である。すなわち、治療内視鏡を専門にしていても、オイラは小児科を標榜してもよいのだ。また、さらにいろいろ勉強してちょいとかじって「神経科」や「産婦人科」の看板を掲げたとしても違法ではない。逆に、外科医でも「内科もやってますヨ」と言えるわけだから、患者さんからすれば厄介な話。

さらに、「?・?・?」的な紛らわしい標榜が氾濫していて、「ワタシはどこに行ったらいいの?」的迷える患者さんが増えてしまった。

このワケのわからない標榜に関しては、2008年に標榜診療科名の見直しが行われた。これで、迷わずに受診できるようになった、と思われがちなんだが、これには「2008年以前の標榜は変更しなくてもよい」というオチがついている。つまり、町で目にする、2008年以前に開業をした医療機関のすべての「?・?・?」的な標榜はそのままなのだ。〝経過措置〟とのことだが、この国の経過措置は〝そのまんま〟を意味する。

そこで、標榜科を読み解くためのポイントをお教えしよう。ただし、オイラの友人たちが開業に際して標榜した診療科を見ての「フ〜ン」的私見を含んでおり、100%の判定基準ではないことをご承知いただきたい。

まず、**「内科・リハビリ科」のように内科系と外科系が並んで標榜されている場合は、だいたいどちらかが素人と考えていいと思う。**これはたとえて言うなら、ラーメンと寿司を看板に掲げているようなものだ。

なぜこういう標榜になるかというと、たとえばアナタが外科医だったとしよう。独立して開業する際には、もちろん長年専門にやってきた「外科」でバリバリ稼ぎたいだろう？　ところが、現実には外科より内科系の患者さんのほうが圧倒的に多い。外科の標榜だけで開業したら閑古鳥が鳴くことになるでしょ？

つまり外科は、アンコウのチョウチンよろしく「内科」をぶらさげて患者さんに来てもらわなければおマンマの食い上げなのだ。だから「内科・外科」の標榜となる。

逆に内科医のほとんどは傷口の縫合すらまともにできないから、「外科」の2文字は絶対に標榜に入れない。

さて、消化器の臓器は、大きく2つに分かれる。食道から肛門までの消化管と、それ以外の臓器として肝臓、胆嚢、膵臓の3つだ。前者は外科＝切った張ったで治療されることも多い臓器。後者は内科＝投薬や切らずの治療が多い臓器。

後者の代表格の肝臓病には、切った張ったで治療する病気が少ないから、外科医は肝臓疾患に弱い。そこで消化器全般を扱う「消化器科」ではなく、肝臓から離れたいという意思を込めて「胃腸科」を標榜しやすくなる。だから「内科・胃腸科・外科」の標榜があったとすれば、院長先生の専門は内科を経営上のレスキューとして標榜し、本来は消化器外科医であると推察されよう。

次に、部位ではなく病態で分類する「アレルギー科」。アレルギー学に造詣が深ければ自信を持って「アレルギー科」と標榜する。しかし、アレルギー症状が出る場所は、花粉症ひとつとっても目や鼻から気管、皮膚に至るまでさまざま。だから「専門の臓器は、肺・気管などの呼吸器です」、あるいは「鼻でござる」というような自己紹介として「呼吸器科」「耳鼻咽喉科」を「アレルギー科」の前に付け加える。

　意外と悩む人が多いのは、痔の手術を受けたいときにどこへ行けばいいかということ。アナタも痔主さん？　痔は臓器的には消化管の一部である肛門の病気。肛門疾患で内科的診療が必要となるものはほとんどなく、切った張ったで治療されることがほとんどなので外科が扱う。よって「外科」または「肛門科」を受診すべし。

　しかし、看板だけで医者（院長）の得意分野を判断するのは難しいのも事実。なかには幅広い分野を診ることのできる良い先生もいる。専門外の科であっても、5年、10年と真摯に勉強していれば、おのずと実力がつくことは理解できるだろう。実際に「先生の専門、何なの？」と問いたくなる万能選手もいる。

　注意が必要なのは、自分の専門ではない科を標榜するだけで努力しない、素人のまんまの医者。こういう輩は、患者に十分な対応ができないときでも、恥をかきたくないから意地になって自分のところに抱え込み、たとえば「ストレスですね」を連発する。**複数の診療科目を掲げている医者にかかって、どうしても気になったら、意を決して聞いてみるべきだ。「先生は何が一番専門なんですか？」と。**

39 病院にだって売上目標があるし、リストラだってちゃんとある

先に書いたが、一般病院の場合は特に経営という大命題が存在する。この御時世、「ガッポガッポ儲かってます」というところはまずないだろうが、さりとて慈善事業でやっているわけでもない。たとえ国から保険医療機関の指定を受けていても、経営がしっかりしていなければ、病院だって銀行から融資も得られず倒産する。

しかし、この経営というのが問題だ。病院にとって良い経営とは何か？　そう、それは皆さんの勤務している会社にたとえていえば、「多く集客し、客単価を上げること」。これが望ましいのだが、医療機関であるだけに、これは微妙。悪くすれば患者さんが金づるになっちまう。

たとえば、問診のみで十分な患者さんに、「念のための確認」として検査を勧める。病院の売り上げはアップし、患者さんも「念入りに検査してもらって安心」となって八方丸く収まるように見える。だが、これでいいのだろうか？

医者として本来あるべきなのは「不要な検査はしない」という姿勢のはず。凄腕の偉い先生方は例外なく「診断は、問診7割、聴打診などの理学的所見が2割、検査は1割でなされる」とおっしゃっている。つまり問診の技術が最も大事で、検査は「診断を確認する手段、あるいは問診・所見だけでは診断できないときの補助的行為」という位置づけのはず。

総胆管結石の疑いの患者さんを、ある一般病院に紹介したことがある。総胆管結石の診断においてMRIを用いれば、造影剤など用いずにほとんど一発で診断できるのに、まずCTと静脈性胆管造影を行うとのことだった。この検査をするためには、患者さんは何回も通院しなくてはならないし、CTも静脈性胆管造影も造影剤を用いるため、副作用発生の危険だってある。しかもMRIに比べて診断能力が著しく劣る。

肉体的・精神的苦痛が発生するかもしれない不確実な検査のために、時間的労力、検査費支払いを患者さんに強制するのか？　しかし、経営的には儲かる。だから病院からは、検査メニューを立てた先生は、検査をいっぱいやってくれる〝良い先生〟と評価される。

なんと、検査のノルマを課している病院もあるくらいで、それがじつは少なくない。病院だって企業なのだから、売り上げを伸ばさなければならないということだろうが、読者諸兄はどう思われるだろうか？

患者さんを無視した医療が狙っているものは、儲け以外の何ものでもない。ろくすっぽ問診もせずに「胃が痛い？　とりあえず胃カメラのみましょう」とホイホイ医療費をつり上げる医師は、経営陣からヨシヨシと重宝される。一方、**無駄な検査をせず、素早く診断し、的確な治療をして、早く社会復帰させるような医師は、儲けを考えないダメ医者と評価され、病院の経営陣から煙たがられる。**果てはリストラだ。

とはいえ、検査＝儲け主義と決めつけるのもよろしくない。なかには検査で一発診断を下したほうが患者さんにとってメリットになる場合もある。だが、まさにここまで述べてきたような理由で、検査が多い＝儲け主義と取られることがある。

前にも書いたが、くも膜下出血を診断するためにはＣＴが非常に有用。この場合は造影剤など用いずにガーっと数秒。見逃し・誤診を減らすには、頭痛の患者さん全員に対してＣＴをやればいいのだが、これをやると検査漬けの金儲け主義と批判される。そして前述したように、「先生方、検査いっぱいやって儲けてらっしゃるようですので、診療報酬を下げましょう」とお役人に絞られてしまうのだ。

整形外科の知人から聞いたのだが、国民健康保険やら社会保険機構やらの保険審査委員（その分野でのお偉い先生が保険機構の依頼で手弁当でやっている）に、こんな先生がいたという。ＭＲＩ検査の請求を不正請求だと判断されたそうで、バッサバッサ削られたというのだ。ＭＲＩを使うと一発診断なのに、お偉い先生が言うには「本来、◯◯検査をやって×日のリハビリをやって△△検査（入院が必要）をしても診断が困難なときにＭＲＩを考慮すべきである」と。

確かに昔ながらの診断手順を踏襲することは大切だし、知人はＭＲＩをやりすぎだったかもしれない。しかし、仰せの通りにするとすれば、結核と診断された患者さんにまず転地療養をさせ、良くならなかったときに抗結核薬を用いろということになる。冗談じゃない。患者さんの財布の中身と日々の忙しさをまったく考慮していないのだ。

しかも腹立たしいことに、早く診断・治療してあげたいというそんな医者の良心が

「医療費の不正請求」として報道されることがある。でも、諸兄だったら診断・治療のためにどちらが正しいと思う？

40 〝メジャー〟に行きたがらない医者が多いワケとは？

深刻化している医師不足。特に地方では勤務医が激減している。なぜか？　かつて地方の中規模の病院は、大学病院からの派遣医師によって成り立っていた。しかし、新しい研修医制度が始まったことで、大学病院で底辺を支えてくれていた若き力がいなくなり、いわゆる〝雑用係〟〝鉄砲玉〟がいなくなってしまった。つまり大学病院ではマンパワー確保のために、地方に派遣していた人員を戻さなければ機能を全うできなくなってしまったのだ。

よって、地方病院で〝医局の引き揚げ〟が起こり、常勤医が減った。**今、すべての地方病院が悲鳴を上げている。**救急の受け入れができず、重症患者は数十分の救急車搬送を余儀なくされることもあり、治療が間に合わなかった患者さんもいるはずだ。都会では信じられないことだが、地方ではこれが毎日のように繰り返されている。

また、医局派遣以外の先生も、キツさに対する報酬の少なさが勤務医をやめたくなる一因となっている。

たとえば休日の出勤率8割、10時間以上の勤務も8割以上、それでいて残業手当なし。事務処理・経営・運営に関与する会議といった診療以外のデューティーへの参加など、超過酷な労働条件でありながら、先生の報酬は上がらない。医療費削減政策に基づく診療報酬改正で、そのつど医療機関への報酬が減少し、病院は経営を継続させるだけで精一杯となっているからだ。

医大生にアンケートをとると、「患者さんのためなら自分の時間を費やすことも厭わない」という人の割合はダウンしており、「医業は仕事と割り切っている」という人の割合がアップしていると聞いた。悪く言えば医療はビジネス、〝ラクして儲けたい〟という医者の割合が増えているということだ。そういう商業主義で考えると、わざわざ過疎化が進むような地方で仕事しようなんて思わないだろう。

だから、「Dr・コトー」のようなドラマが成立するのだ。コトーがウジャウジャいたら、ドラマなんぞになりゃしない。

最近は、特に産婦人科や小児科の希望者が減っている。一方で眼科・皮膚科・耳鼻咽喉科は希望者が増えているようだ。なぜか？　まず産婦人科や小児科は訴訟リスクが高いことが挙げられるだろう。出産自体が母体にとってかなり危険なイベントであるうえ、高齢出産が増えているので、さらにリスクが高くなる。

ところが「今は医学が発達しているから絶対安全」などという考えが蔓延していて、医師が難しい出産をこなしても〝普通の出産〟になってしまう。渾身の努力をしても不幸な結果に終わってしまうと、「注意義務違反があったのでは？」と疑われる。アナタならそんな職種を選びたいと思いますか？

内科・外科・小児科・産婦人科は、仕事はキツいし、開業するにも経験年数が必要になる。

そしてこれらの科は〝メジャー系〟といって、生死に多くかかわる科だ。最近は何でもすぐに訴える風潮だから、訴えられる可能性も高い。「君子は危うきに近寄らず」

で、選択するならばメジャー系ははずれる。

大志を抱いて医師にならんとする学生に、「訴訟リスクの高さ」や「職場環境の劣悪さ」ばかりを見せてしまえば、その科を選びたくなくなるのは無理もないだろう。しかし、原因はそれだけではないような気がしている。

その昔、オイラがまだ研修生で病院実習に行ったとき、分娩の現場を見学させてもらった。陣痛に耐え、いきむ妊婦さんの表情はこの世のものとは思えないほど壮絶で、出産はこんなに苦痛を与えるのか、神は何を考えて人類を創造したのか、と思った。

しかし、分娩が終わり、初めてわが子を抱いたお母さんの笑顔……。逆の意味でこの世のものとは思えないほどだった。その美しさに感動した。この感動こそ、神がわれらに与えんとした喜びなのだと思った。この出産見学を契機に、産婦人科を選択した医師は少なくなかったと思う。

オイラは大学病院で実習中の学生と話す機会があると、必ず希望の科を聞くのだが、このあいだ珍しく「産婦人科希望」がいた。

「お前は偉い。がんばれよ！　産科、回ったか？」

「はい」

「分娩、感動しただろ？」

「いえ、僕らのグループは分娩を見学できませんでした。見学できないことが多いんです……」

「ハァ？　どんなカリキュラムを組まれてんだよ？」

聞くと理由はカリキュラムではなかった。分娩の見学には当然、妊婦さんとご家族の承諾が必要なのだが、それが得られなかったというのだ。見学できなかった学生はそれでも初志を貫くと言っていた。

大学病院の責務は診療・教育・研究である。**妊婦さんが出産場所として大学病院を選ぶのであれば、ある程度、大学病院の役割にご理解・ご協力をいただくことも必要なのではないだろうか。**ぜひ学生たちに生命の誕生という感動と、産婦人科を選ぶ動機を与えてやってほしいものだ。

41

うどん粉を丸めた薬で年商67億円⁉

高血圧治療の降圧剤「ディオバン」（一般名・バルサルタン）の臨床研究データ操作問題で、製薬会社が刑事告訴された。この事件がどういう結末を迎えるかはわからないが、じつはこんなことはちっとも珍しい話ではない。

以前、「ダーゼン」という消炎酵素製剤が実際は効かない薬だったという報道があった。米国ではその15年程前、すでに効果が完全否定され、米国市場には存在しなくなっていた薬だ。

オイラは「安くないうえに思ったほど効かないんじゃないの？」と感じていたため、15年前のその情報以来、1回も処方していない。しかし日本の先生方は、医薬品として承認されたものは有効性を信じてヒョイヒョイ処方していた。

さらにこのときの発表にはあるオマケが付いていた。それは、２００９年度の売上げが67億円だったということ。これは問題だ。医療費３割負担として、残り７割が保険で支払われる。支払われた保険料はなんと約47億円。単純計算で、日本で認可されてからの42年間に総額2000億円となれば、オイラだけでなく読者諸兄もお怒りになるはず！　これを無駄と言わずに何と言おう。

じつは〝思ったように効かない薬〟は他にもたくさんある。効果のない薬をなぜ厚生労働省が承認しているのかと、みなさんは疑問を覚えることだろう。承認にあたっては提出された資料をもとに検討がなされるのだが、もし、その資料に偽りがあったとしたら……？　たとえば臨床試験をして「あんまり効かないじゃん」となっても、担当医師が「有用である」にマルをつければ……。ホントにひどい評価をしていた先生をオイラは知っている。

想像に難くないと思うが、新薬には巨額の開発費がかかる。基礎研究、動物実験で優れた結果が得られていても、いざ最終段階である治験（人体への有効性・安全性を確認する試験）でコケたら何百億がパー。**となれば、せめて開発費だけでも回収したい。というわけで、最終段階でのデータ改ざんが行われやすいのだ。**

オイラは過去に**「担当医師の評価欄に鉛筆で○をしておいてください」**と言われた

ことがある。鉛筆ならあとで第三者が都合のいいように書き替えられるからだ（無論、ボールペンで○してあげたが）。

手心たっぷり、主観で評価されたデータが厚生労働省の机上に提出されれば、「こりゃ効く薬ですわな」となり、「承認」のハンコがバーン！　と押される。特にバブル時代を含めた過去の治験や市販後調査はいい加減だった。オイラが知っている事実を明かすことにしよう。

打ち合わせと称して治験期間前・期間中に接待。終われば「次の機会もよろしく」と、また接待。そして、「あんまり有効性はなさそうだけど、おいしいものをいただいたのだから評価は少し上げて記入」というのが医者の人情。実際は何も変わっていないのに「胃のビランが改善した」などと評価してしまう。そんな都合のいい医者の情報が業界に伝わり、「あの先生は与《くみ》しやすい」と他社もまたまた依頼。

このように、チョイと接待して高評価をつけてもらい、不足分はデータ改ざんで補う。めでたく市販されれば、改ざんデータで臨床医を納得させてバンバン使ってもらう。結果、開発費以上に売り上げて、一部をお世話になったお医者さんたちに接待で還元。これって国民の健康をまったく無視した悪行三昧そのものじゃないか⁉　そして**「大きな実害はないが、有効性は著しく疑問なモノ」が堂々と薬効を謳い、アナタの健康を守ってくれているらしい。**

しかし10年も使われていれば、さすがに「思ったほどの効果が見受けられない」と現場で疑問が出てくる。そんな声を聞き、メーカーが自社で第三者の治験会社に依頼して市販後調査。「じつは効果がありませんでした、すみません。承認時のデータは紛失してしまっていて当時の詳細は不明です」というのがお約束のパターンだ。そして、「自社の製品を再調査して、その結果を包み隠さずお伝えしていますので、弊社は良心的です」みたいな記者会見。

ちなみに、薬効を確かめるために行うものとして、「無作為化プラセボ対照比較試験」という舌を噛みそうな名前の試験法がある。本物の薬と、外見上見分けのつかない偽薬（うどん粉あるいはショ糖を固めた錠剤）とを用いる試験で、投与された人にも治験担当の医師にもどちらが本物の薬かを明かさずに行うため、データの収集・分析に主観・先入観が入らないという特徴を持つ。

試験の結果、本物薬グループと偽薬グループの有効性が同等だった場合、治験薬は偽薬、つまり、うどん粉と同じ薬効と評価されるのだ。

バブル全盛期、駆け込むように承認されまくった「脳循環代謝改善薬」というものがある。脳機能の活性化、痴呆の予防・治療などに効果があるとして、当時、40種類近く発売され、製薬会社のプロパーから「こんなに効きまっせ！」と治験データを猛アピールされていたが、実際の効果は首を傾げたくなるものだった。しかし、その薬しかないから、オイラたちは当たり前のごとく処方し、患者さんはそれこそワラをもつかむ思いで、その高価な薬を内服せざるを得なかった。

バブルが終わって医療費削減が言われはじめた頃、有効性に疑問を持たれていた脳循環代謝改善薬が、海外で「有効性なし」と結論されたのをきっかけに、日本でも再評価がなされた。結果、軒並み海外と同様に「有効性なし」のハンコが押され、今では片手にさえ余るほどに粛清された。

しかし、「ダーゼン」の場合は海外の対応に反して「効く」と騙し続けて15年。日本って何なの？　まさか製薬会社は、医薬品という名前のうどん粉を売ったおカネで、うまい寿司なんぞを食っているわけではないだろうな?

驚くなかれ、**今でも現場の医者が「効かねェ」という薬は数多い。**承認されているが効かない〝灰色の薬〟の数々を、製薬会社ではなく第三者の管理の下に市販後調査させてみてほしい。大部分がうどん粉か単なる水と同然のはずだ。

命よりも金、金、金。

悲しいかな、そんな話なのだ。

第4章

ホンネを言わせてもらいます！

42

研修医は一度やったらやめられない？

現在の研修医制度は、過労死や自殺した研修医の問題をテーマにしたドラマを見た国会議員が、「こんな劣悪かつ人間性を無視した環境で研修させてはならん」と、専門バカ医の増加対策を含めて、制度の見直しを進めた結果によるものだそうだ。**視聴率のために大げさに表現したドラマを信じて、改革に乗り出したたっつーわけ。**アホちゃうか？　結果、施設によって若干の差があるが、研修医は、⑴4週6休。⑵勤務時間は9～17時。当直明けは午前までの就業。⑶それ以外は本人の希望なしに強制してはならない。⑷内科系・外科系の専門診療科を3～4カ月でローテートし、幅広く知識を研修。⑸研修医は厚生労働省から各施設に預けられているという立場……などなど。

(6)として、他の病院での日勤・当直などのいわゆる〝バイト〟は禁止。よって研修期間終了まで月給約30万円を保証（国から支給）されている。昔と違ってスゴイ待遇なのだ。昔は医局に入り、医局のカリキュラムに沿って〝劣悪かつ人間性を無視した〟研修期間を過ごしたものだ。

オイラが所属した医局は、朝7時から夜11時の勤務が当然だったことから「セブン-イレブン」と呼ばれた時期があった。でもこれ、受け持ち患者さんのすべてを把握するのには必要な時間。セブン-イレブンのどこが悪い？　仕事が重なれば日付変更は必至。医者としての責任感を養い、献身的な姿勢を身につける期間との考えから生まれたセブン-イレブンなンだから、患者さんの具合が悪ければ1週間の泊まり込みも当たり前。

そんなオイラの研修医時代の月給は3万円だった……。国から10万円支給されていたはずなのだが、「研修させてやってるんだから」と研修施設にピンハネされていた。で、生活できないから研修医であってもバイト当直をしていた。

医療の経験が浅い研修医が医局から派遣されるのだから、バイト当直は平穏な老人病院からスタート。それでもたまに外来患者さんが来たり、病棟から指示を求められたり。経験が少ないから心臓バクバクもので、当直医マニュアルなんぞをそれこそ真剣に読みながら対応していた。

しかし、今は違う。研修医はお上から預かっている先生だから、同じミスを繰り返してても「このバカヤロー」とカルテを投げつけたりしてはいけないし、「いい加減にしろ、もう来なくてもいい！」と〝突き放し療法〟をしてもいけないのだ。よって彼らはミスを繰り返す。

「なんで仕事の後も先生といなくてはならないのですか？」とアフターファイブ・カンファレンスに参加しない奴もいると聞く。飲酒下カンファの有用性はサラリーマン諸兄もご存じのはず。上司の本音も出ちゃったりして、情報の巣窟。本音と建前や、とっておきの経験なんかを学べた。これも〝劣悪で人間性のない〟時代ならではの話だったのだろうか？

確かにプライベートタイムでの参加を強制することはできない。だけど言い方というものがあるじゃろう？　こういう医者は患者さんにも「外来時間外だからお話しできません」と言うのだろうか？

現行の研修医期間はいろいろな専門科をローテートするから、一見広く知識と経験を身につけられそうだが、実際はたった3、4カ月で身につくはずがない。指導するコチラも、患者さんが元気に回復して退院する醍醐味を若き医師と共有して、「なっ。消化器内科ってすげーだろ？」したいのに、短期間の研修でそれを伝えるなんて無理な話。

むしろ、日々の仕事の辛い部分だけを垣間見るだけで終わって、「お疲れさんでした。研修期間が終わったらウチの医局に入局してね～」となってしまっている。そりゃ消化器内科は「血まみれ胆汁まみれクソまみれ」だもんな。辛い現場ばかり経験した研修医は、研修期間後は精神的にも肉体的にも楽な専門科を選択する。これが小児科医・産婦人科医の減少にもつながっているのだ。

研修医制度は、患者さんと病気に真剣に向き合う医師の基礎を養うための制度だったはず。しかし、**少なくとも今の研修医制度で普通に研修しただけでは、医師として求められる人間性をすべての研修医が持てるとは到底思えない。**

制度の改正後、研修医は17時で帰っていいことになっている。超過勤務を強制してはいけないと法律で定められたのだ。しかし、人の命を扱う仕事なのだから、実際には17時になったら帰っていいなどということはあり得ない。最近はどうだろう。新制度が始まった頃は権利を行使する研修医がいたとのことだが……。政治家のセンセイ、そんなお医者にアナタの主治医になってほしい？

43 その検査の〝常識〟はヒジョーシキです！

健康診断を受ける際、「前夜22時からの飲食は禁止」というお触れが出されているかと思うが、そいつぁ昔ながらの悪習というもの。というか、そんなお触れを出すところで健診してはいけません。そのお触れに従って仕事帰りの一杯を断腸の思いであきらめ、律儀に飲まず食わずで健診を受けるアナタは修行僧か？

ちなみに、前日のアルコールも検査結果にはまったく反映されないぜ。ただし、二日酔いでの胃カメラは生き地獄になるけどね。

確かに、検査当日の食事は血糖値と中性脂肪値に影響を与えるため、〝とりあえず×〟。しかし飲水はまったく問題がない。それより、前日22時から水分を摂取していなければ、検査当日の採血時には脱水状態となる。真夏の健診なら超脱水。普段あり得ない脱水状態という非健康状態で採血し、健康であるかどうかを判断するなんて、おかしいと思いません?

実際にいるんだな。律儀であるがために尿酸値が上がり、再検査を受診するような人が。健診日を見ると真夏。

「まさか飲まず食わずで健診受けました?」

「そう書いてありましたから」

人によっては再検査日でも「昨夜から何も飲み食いしていません」と胸を張る。

飲水は、バリウム検査、腹部超音波検査、内視鏡検査にも影響を与えない。むしろ水を飲んでくれ。というのは内視鏡検査時には血圧や血中酸素濃度などが不安定になることがあって、脱水状態での内視鏡検査はむしろ危険な状況に陥りやすくなるばかりか、陥ったときには一気に悪化しやすいからだ。

健診に限らず、通常の内視鏡検査でも「飲水はダメ」と指示されたら、それは検査や健診そのものを真剣に考えていない施設・医者であると考えて差し支えない。すなわち「アナタの健康など考えていない」と宣言しているのと同じということだ。健康管理と称した金儲けを企んでいる、そんなところで健診したいか？

さて、当日の食事が血糖値と中性脂肪値に影響を与えるため、〝とりあえず〟×としたのには理由がある。どちらも原則として空腹時の数値を判定基準とするが、糖尿病は空腹時でなくても随時の血糖値が２００㎎／dlであれば診断される。空腹時が正常で「異常な〜し」と判定されても、食後の採血でたとえば１８０㎎／dlくらいだったら「その気《け》がありますぞ」となって「もう少し詳しく検査しましょう」となる。

中性脂肪は、食後採血で３００㎎／dl以上で脳・心臓血管系のリスクが高まると言われている。つまり、食後採血での判定のほうが、日常生活での危険性をよりわかりやすく評価してくれるというわけ。**逆に「飲まず食わず」なんて、日常ではありえない身体状況で診断して何がわかるのだろう。**

健診についてもう一つアナタが気になるのは、レントゲン検査による被曝だろうか。２００４年に英オックスフォード大学の研究チームが、がん患者に関する国際的な調査研究を行った。その結果は驚くべき内容で、日本のがん患者の３・２％が医療機関での放射線診断による被曝が原因だという。この数値は他の15カ国と比較してもダントツに大きく、２番目のクロアチアでさえ１・８％だった。

しかし、じつは胸のレントゲンよりＣＴのほうが被曝量は多い。実際、まともな診察もせずに金儲けのために不必要なＣＴ検査することは、倫理上問題があると思う。イギリスでは「日本の医療はＣＴ検査が多い」と批判的な論文があるくらいだ。

実際には、**年2回程度の検査でレントゲンを浴びても何ら問題は起こらないのでご安心を。**複数の放射線科の技師長クラスの人に発がん性を尋ねても、答えは「ノー」で、年に1回のマンモグラフィー被曝線量と乳がんの発がんとの因果関係は、科学的にはないとキッパリ。事実として信じてよいのではないかと思う。

被曝量が問題なのは、検査を受ける人よりも、むしろ心臓や脳にカテーテルを用いての検査・治療を専門にしている医師だ。日本でも線量計をつけて検査・治療を行うことが法律で決められていて、１カ月の被曝量を超えるときちっと業務を止めさせられてしまう。

自己責任なので言っちゃうけれど、オイラ、線量が超えそうな時期になると線量計をはずして仕事していたよ。「俺ができなくなったら誰が治療するんだ？ だったら線量計つけね〜よ」ということ。一刻を争う急患が運ばれてきて、緊急カテーテル検査・治療が必要となったとき、被曝謹慎中の医師しかいなくて「うちではできません。他院を探してください」ではすまされない。命を救うことが最優先だから、バンバン放射線を浴びて仕事しなければならない。

放射線を浴びすぎると、〝放射線宿酔《しゅくすい》〟といわれる状態になり、身体が超だるくなる。〝宿酔〟とは二日酔いの別称で、吐き気も出る。また、甲状腺のがんになりやすくなったりもする。

余談だが、放射線を扱う職業の人の子どもは、オイラの知り得る限り圧倒的に女の子が多い。メスの染色体であるX染色体よりオスを構成するY染色体のほうが放射線の影響を受けやすいからと言われている。だから放射線を診断・治療に多用せざるを得ない仕事に就いている医師に男の子が生まれると、「おまえ仕事してないな」などと言われる。オイラのところも娘である。

最先端バリバリの医者たちは、子どもが娘ばっかりでも、己がガンになっても、人の命を助けるために放射線を浴びまくっているのだ。これも日本の医療現場が抱える問題のひとつといえよう。

44 「ストレスですね」はヤブ医者の証？

いろいろな病気の起因といわれるストレス。平社員は上司との関係が、上司は中間管理職としての立場が、経営者は会社の業績が、主婦は家事や育児が、子どもは成績が……ストレスだらけの世の中だ。ストレスゼロなんて人は、もはや少数派だろう。

そんなストレスが身体を蝕んでいくのだとしたら、じつに恐ろしい。だが、本当にストレスだけが諸悪の根元なのか？　ストレスと病気の因果関係については、医学的に十分に解明されていないといってよい。ゆえに、安易にストレスのせいにするのは危険極まりないことだ。

初診時であろうと最終診断の説明であろうと、「あー、ストレスですね」と言われたら、必ず医者に聞いてもらいたい。**「どういう仕組みでストレスがこの症状を起こしているのですか？」と。**ヘタレ医者にとって「ストレス」はとても便利な言葉だ。自分で説明のつかない病態に遭遇したとき、患者さんに簡単に納得してもらえる口上だからだ。

医学はそれこそ日進月歩だが、いまだ解明されていないことも多い。そういう部分も含めて日々勉強している医師ならば、診断が困難な病態に対して、「ここまで医学的にわかっているんですが、ここから先は研究段階で明解な説明はできません」「現在わかっている範囲でこういう治療をしましょう」などと言うはず。

たとえ患者さん自身から「最近、ストレスが溜まって……」と申告されたとしても、最新の知見をふまえて要因を探るのが医師としての務めではないだろうか。

「ストレスで胃に穴が」などというように、ストレスが影響を及ぼすといわれる病気で最もポピュラーなのが胃腸関連のものだ。たとえば「胃がイテ～」で内視鏡をやった諸兄はいっぱいいるだろう。「赤くささむけているところがあります」「少し出血しています」「慢性胃炎があります」などと言われ、あたかもそれが原因であるかのように説明を受けてフムフムと納得したはず。

しかし、そんなアナタは、はっきり言ってだまされていると思う。「念のためにその場所の組織の検査しておきましたので、来週、結果を聞きに来てください」なんて会話も目に浮かぶ。だが、胃の粘膜が赤くささむけていても胃痛は生じない。となれば、何か他に原因があるはずなのだ。

アナタが胃潰瘍と診断された場合、「ストレスが原因」と言われたら、ちょっと待ってくれ。その潰瘍のほとんどは慢性潰瘍だ。つまり「ストレスで胃がイテ～」と自覚する前から、じつは潰瘍があったはずなんじゃ。となれば、ストレスが胃痛の原因だとは言えない。ストレスが後押しして潰瘍を悪化させ、自覚症状が出たと考えるべきだろう。

そもそもストレスの感じ方には個人差があり、ストレスそのものを数字で評価することは困難だ。よって、安易に「ストレスが原因」とは言えないはず。ストレスは病気の要因のひとつにはなり得るが、すべての症状を完全に説明する直接的因子にはなりにくい。**極論すれば、ストレス原因論の安売りは「ヤブ医者の証明」とも言える。**

「逆流性食道炎」なる病気の症状なのに、それを「ストレスですね」とのたまう医者がいる。逆流性食道炎の患者さんは全国的に増えていて、じつはオイラもこの病気で薬を飲んでいる。

この病気は「胸焼けや胸骨の裏側のジリジリした感覚などが症状である」と定義されている。しかし、定義にない慢性のカラ咳、胸痛、ノドの違和感、味覚異常や耳痛なども症状としてあることが医学界で知られている。そして、この逆流性食道炎が原因で「胃が痛い」「胃の不快感」「胃もたれ」を自覚する患者さんもいる。

140ページに書いたのと同じように、食道という臓器の危険知覚が、脳内では食道と隣り合っている胃袋に投射されて「胃がイテ～」「胃がおかしい」と感じることがある。たとえば、十二指腸潰瘍の患者さんは、ほぼ100％「胃が痛い」で受診する。「十二指腸が痛い」ってくる人はゼロだ。この事実が「胃」だからといって「胃」

にあらず、という証明。勉強と洞察が足りないから、内視鏡所見を判断できずに「胃が痛いのはストレスですね」となるのだ。

オイラの場合は検査の結果を評価して、患者さんには「定義からはずれる独自の理論でご心配でしょうが、逆流症による胃の痛みだと思いますから、それの薬をお出しします」と伝え、結果的に喜ばれている。

なお、ストレスが直接の原因ではないが、トリガー（引き金）になる病気はある。研究している先生が言うには、消化器系の初診患者さんの30％は「機能性消化管障害」という病態であり、そういった病態になりやすい体質を持っていて、ストレスがトリガーとなっているという。胃もたれや、検査をしても異常のない胃痛、出勤前の下痢などがこれにあたるそうだ。

かくいうオイラも学会等で発表する前には、極度の緊張からくるストレスに起因する下痢を起こす。しかし、下痢止めなんか飲まずに、そのまま下痢を受け入れている。「ああ、オレは緊張してる。しかし、体はストレスにちゃんと反応している。生きてる証の下痢だ」と。

44 病院はコンビニじゃないってーの!!

まずは医者のストレスについて言わせてほしい。

医師と患者の関係は平等の立場でないといかんのだが、残念ながら医師からすれば1人対多数。待っている多数の患者さんのために、できるだけ早く的確に診察しなければならない。このことは理解してもらえるだろう。

しかし、患者さんからすれば1対1の関係。これは患者の権利でもあり、文句は言えないのだが、自分の番が来たからと、ここぞとばかり訴えを羅列されたら、順序よくリズムをもってこちらからの問診ができないこともある。つまり、診察が進まないのだ。

待っている人が多数いるのに1対1の権利を順守した診察をし続けると、医者はついには精神的にキレかかる場合がある。海外の先生で、1日の外来診療が終わると「神よ、今日も平常心で診療ができたことに感謝します」と感謝の祈りを捧げる教授がいるという。他の多数のことなどおかまいなしの患者を平常心で診察するのは、お偉い先生でもストレスがたまるらしい。

さらに困るのは深夜に酒や香水の臭いをプンプンさせ、「鼻水が〜、あとノドもちょっと痛いみた〜い」などと言ってくる人たち。こちとら重症の入院患者も相手にしているから「少し遅れてしまいます、すみません」で、10分も待たせようものなら、彼氏から「おっせーよ!」とにらまれる。

ボロ雑巾と化している当直医師に対し、「夜分遅くにすみません」「どうしても我慢できなくて」「助かりました」等の心遣いやねぎらいの言葉を言えないヤツも多い。**医師法に「来院した患者は診察しなくてはならない」とある以上、文句を言わずに診なくてはいけないのだが、病院はコンビニじゃないんだよ!** バカヤロウ。いいかい、よ〜く考えてくれたまえ。こんな人たちのために睡眠不足でクタクタの医師が当直明けの翌日、アナタの大事な人の重要な治療をするかもしれないのだ。

そういえば、こんな老婆もいた。年間約150回も救急車を要請し、総合病院において小児科以外のすべての科に些細な症状で受診。待合患者が大勢いるところで「対応が悪い」と大声で担当者を中傷。確かに「些細な症状」というのは医師の主観的な判断であって、患者さん本人にとっては重大な症状なのだから、医者はちゃんと対応しなければならない。だが、「ちょっと鼻水が出たから」で夜間に救急車を呼ぶか？喘息発作で救急車を呼ぶのはしかたがないが、喘息持ちが治療後にタバコを吸うか？

いついかなるときも医療を受けられるのは、すべての国民に与えられた権利である。よって、生活保護の対象者だったこの老婆の診察・治療はすべて無料。タクシー代わりに救急車を使い、諸兄の税金で昼夜を問わず受診していたのだ。

このように患者として、いや人間としてのモラルを疑うようなバアイはままある。しかし、**医療にかかるコストの多くは健康保険や税金といった「互助精神に基づく原資」によって充足されていることを忘れてはならない。**

サラリーマン諸兄は何かと飲酒の機会が多いと思う。忘年会・新年会や花見のシーズンになると、毎年のように急性アルコール中毒でベロンベロンになった酔っぱらいが病院へ担ぎ込まれる。美人ＯＬが乱れ髪にゲロをくっつけ、お股をおっぴろげてストレッチャーに横たわっていたりする。こういう人たちは、正直言って「ド迷惑」。

かつて深夜、急性アルコール中毒の若いサラリーマンが救急車で運ばれてきた。当然ベロンベロン状態で、あたり構わず吐きまくる。同伴者もかなりメートルが上がっていて、待合室でギャーギャー騒ぐ。階上に入院している患者さんがいるにもかかわらず。

「来るものは拒まず」の姿勢で真摯に対応していたオイラだったが、この酔っぱらいはオイラの顔に向かってゲロ臭いツバを吐きかけやがったのだ。「医師たる者、紳士たれ」で、少なくとも患者さんの耳には「ブチッ！」は聞こえなかっただろうが、個室に御入院いただき、頭をぶつけたとおっしゃるので頭のCTを撮らせていただき、ブドウ糖たっぷりの持続点滴もしてさしあげた。

そして、泥酔中の本人と同伴者に「今回の御入院は自費扱いになりますが、よろしいでしょうか？」とお聞きしたところ、「ヒック、イイよ〜ん」とご了承。翌日の退院時請求額は5万円ちょっとだったと記憶している。

このような輩でも「急性アルコール中毒」という病名をつければ保険医療が適用され、医療費は3割負担で済んでしまう。受診時の救急車費用は、ニッポンでは請求されることがない。つまり、私たちが納めている保険料や税金などの公費を使って、愚かな酔っぱらいが受診して治療されているのだ。どう思う?

46 医者が嫌がる患者はほかでもない、アナタなんですよ!

患者さんから嫌われる医者の話はよく聞くが、逆の話はあまり聞かないと思うので、ここでは医者が嫌う患者さんについて思いつくものを挙げてみた。

①「風邪ひきました」と言って受診するアナタ

風邪と自己診断するのは超ド級の×。そもそも風邪って何? 風邪の医学的定義を言える? 言えない=知らないくせに、ちゃんとした診断名を伝えると、「何言ってんの? この医者」と言いたそうな目つきで「エェッ、風邪じゃないんですか?」と返してくる患者さんが半分以上。風邪の医学的定義を言えないなら「風邪ひきました」って言うな。

②主訴を最初に言ってくれないアナタ

古今東西、診察は主訴（今現在の主だった症状の申告）の聴取から始まる。「今日はどうされましたか？」がそれだ。ところが最近はチョー頭に来る診察が半分以上。「私の風邪は鼻から……」のＣＭに洗脳され、「５日前から鼻水が出て、ノドも痛くなって……」「フムフム、まだ痛いんですね？」「いや、それはまあまあで、今度は下痢しちゃってぇ」って、バーロー‼　それなら最初から「下痢してます」って言えよ。それが〝主訴〟だろが！

あのな、オイラたち医者はＣＭのような流れで診断しているンじゃね〜のよ。オイラたちの頭ンなかには〝主訴〟から考えられる病気がいくつか出てきて、それを問診で絞り込むんだよ。そのなかで診断するにあたって過去の状況を知りたいときに初めて過去にさかのぼる質問をするんじゃ。ええかい、「鼻からくる」下痢の薬など存在しないし、あったりめーだ。そんな診察法もないし、病気も存在しないんじゃ！

……とエキサイトしてしまいました。

③診察に協力してくれないアナタ

女性、特に巨乳の方は、聴診のときお願いだからブラジャーを外してほしい。ブラジャーをしたままだと肺の呼吸音が全部聞き取れないのだ。聴診の凄さは、咳が出ていない時期に肺炎を見つけられるほど。でも、ブラジャー外してくれなくて、結果それを見逃してしまったら、損するのはアナタなのだ。

最近は女性だけでなく男も隠したがる。たとえば、腹痛と発熱で受診したある患者さん。万が一、腹膜炎だったら治療に緊急性を要するのだが、しきりに腹を手で隠そうとする。

あのネ、オッパイもそうだけど、オイラはアナタのデブ腹にも興味はないのだよ。きちんと音を聞き、ちゃんと触って、早く的確な治療をしたいだけなの。だから協力してくださいな。

④医者をスーパーマンか何かと思っているアナタ

残念ながら医者だって人間。したくはないが、見落とし、誤診もある。体調とか精神状態など医者側の事情もあるし、そこに、わがままに診察時間を延ばす患者に連続してイライラを重ね塗りさせられたら、普段の鋭い判断ができなくなってしまう。そんなわがまま患者の一人がアナタかもしれませんよ？

⑤病気だと認識せず、病原体をまき散らすアナタ

「インフルエンザの検査をしてください」と言うなら、マスクをしてきてほしい。かかったかも？　と思うなら、どうして他人に感染させないよう配慮することができないのか⁉　感染症に対する危機意識の低さについて、日本全体でもう少し考えたほうがいい。っていうか、他人を思いやる気持ちがないとしか思えない。

⑥診断結果を受け入れてくれないアナタ

最近の患者さんは、インターネットなどを駆使して多くの情報を手に入れてから受診する人が多い。それはそれで医学的情報をあらかじめ理解してくれているのだから、ありがたいことではある。半面、なかには病名を決めつけてやってくる患者さんがいて、診断結果をなかなか受け入れてくれずに困ったりもする。

あのネ、こちとら、とりあえず6年かかって人体の基礎（解剖学、生理学、薬理学、病理学など）や臨床科目をみっちりお勉強し、さらに現場で何年も経験を積んで

いるのじゃ。だから、付け焼き刃的な〝検索診断〟を振りかざすのは、どうかご遠慮いただきたい。

47 糖尿病治療は〝塀の中〟に入れば一発よ！

糖尿病は「糖の尿の病」と書くが、本来は血液中のグルコースという糖質が高くなってしまう状態の病である。血液ろ過装置である腎臓に、処理能力を超えるような高い糖分を含んだ血液が流れると、糖が漏れ出す。だから糖の尿となるのだ。尿中に漏れた糖が浸透圧作用で水分を引っ張るため、尿量が増えて多尿となる。当然、体内は脱水となるからノドが渇く。

血糖を調節しているのは、膵臓から分泌されるインスリンというホルモンだ。インスリンは全身の細胞に作用して糖を取り込ませるのが仕事。糖尿病には1型と2型があるのだが、多くは2型のほう。メタボで話題となる糖尿病だ。これは、膵臓を使い過ぎてインスリンが出なくなったり、細胞がインスリンの刺激に反応しなくなった状態だ。

たとえば、**食欲の赴《おもむ》くままのべつまくなし食いまくって膵臓を働かせ続けると、膵臓が疲れきって「ちょっと休ませてくれぇ」となり、インスリンを分泌できなくなる。**さらに食い過ぎて太る。肥満の人は糖尿病になりやすい。

オイラの患者さんにインスリン注射をしなければいけない立派な糖尿病患者がいた。チョイとしたことから警察のお世話になって、刑務所に2年間服役するハメに。心配だったので入所後、刑務所の医務室へ問い合わせてみたところ、「問題ありませんよ」との回答。正直なところ、「ホントに大丈夫なのか」と不安だった。

だが、出所してすぐに受診してくれたときの第一声が、「ただ今帰還しました！本当にインスリンは打ってません！　でも元気です！」だった。確かにヘモグロビンA1c（糖尿病の治療効果を評価する検査項目）は正常値。塀のなかではしっかりとカロリーが制限され、毎日規則正しい生活と適度な運動をしていたため、インスリン注射を必要としなかったのだ。

だが、この患者さん、シャバに出たとたんにガンガン血糖値が上がっちまった。「こっちでも塀のなかと同じ生活をしてくれよ〜」と言ったって、聞く耳持たずに好き放題。結局、元に戻ってインスリンが必要になっちまったい。

48
救急車1回の出動コストは4万5000円也！

消防庁の発表によると、2012年の救急出動件数は全国で580万2455件で、4年連続で過去最高を更新したという。そして、搬送者の半数以上が入院を必要としない軽症患者と分析されている。

入院の必要性は患者には判断できないから、結果的に〝入院が不要だった〟ことをもって、「軽症患者が救急車を呼んだ」と結論づけてはいけないだろう。だが、救急車をタクシー代わりに使ったり、一人暮らしで「さびしいから」という理由で呼んだりしているケースもある。タクシー代わりに乗ってきて診察後、帰りの救急車がないと怒り出したオッサン患者が実際にいた。

1回の救急出動にかかるコストは約4万5000円。意味のない出動を公費でまかなうには、もはや限界がある‼　というわけで、救急搬送の有料化を検討している自治体もある。実際問題、真剣に取り組まなければいけない問題のひとつだろう。

誰も彼もが「医療は施されて当然の権利」と認識しているのだろうか？　しかし、こうした人のための救急出動により、本当に救急処置が必要な人の搬送にシワ寄せが来ている現実をもっとよく考えてほしい。

もうひとつ、小児科もまたコンビニ感覚で利用されがちである。小児科医減少の理由が激務にあるのはご存じかと思う。激務の原因は些細なことでの受診。なかでも、昼間に受診することができたはずの夜間受診。医療は「来るものは拒まず」が法律化されているから、激務になるのは当たり前だ。

まず、頭にブチ込んでおいてほしいのは、小児は成人を小型化したものではないということ。友人の小児科医の言葉を加えて説明しよう。**小児診療には、小児特有の病気もあるし、月齢・年齢の成長に応じて診なければならない。**患児からの訴えは言葉が不十分なばかりか、乳幼児は「ココが辛い」と言えない。

親は「子どもが風邪」という固定観念でしか子どもの症状を説明しない。「うちの子は風邪なんだから早く風邪薬出してよ！」なのだ。命沙汰の病気であっても初期は軽症なんだし、小児の病状変化は速い場合もあるし、成人でもそうだが、後になって「あのときアレを聞いておけばよかった」なんてケースも多い。

つまり、子どもを診るのは成人よりも大変で、細心の注意が必要なのだ。そういう現場に「開いててよかった」的に患児が殺到したら、どれだけ大変か理解できよう。一人ひとりに細心の注意を払えなくなってしまうのだ。これは、アナタの大事なお子さんにとっても大きなデメリットであることを理解してほしい。

49 医者が言う「奇跡です！」は単なる誤診!?

「がんで闘病中の伯父が読んでいる本を貸してもらいました。医学では考えられない奇跡ってあるんですね。本に書かれている〝奇跡の◯◯〟を飲んでいます」

こんな話をしばしば耳にする。医者にとっても、奇跡が起こってほしいことは多い。しかし、都合のいいウソでは奇跡は起きない。

「手遅れです。よくもってあと半年でしょう」などと宣告されて、限りある日々のなかで衝撃的・感動的な物語が繰り広げられる。そして、「余命半年」のはずが生き永らえて、また新たな展開が……。というのは、テレビや映画の定番。

しかし考えてほしい。**「あと半年」のはずが1年以上も延命するようだったら、それは「奇跡」ではなく、単に医者の下した余命宣告が誤診だったということだろう。**医者にしてみれば、「あれは誤診でした」と言うより「これは奇跡としか言いようがない」と驚いて喜びを分かち合うほうが体裁が保てるわけだ。実際は誤診されたのだから、喜ぶどころかヤブ医者呼ばわりするべきじゃないの？

若い方はご存じないかもしれないが、今から30〜40年前くらいに丸山ワクチンという薬が話題になった。医学界も注目した〝夢の抗がん剤〟だ。注射することで抗がん性免疫を賦活《ふかつ》させるというもので、学会発表や論文で「がんが消えた」「縮小して生存期間が延びた」と有効性を謳った。

当然、手の施しようがないと宣告された末期がんの患者さんは、こぞって丸山ワクチンを求めた。この薬は当時から現在に至るまで、医薬品として承認されていない。よって保険適用ではないし、製薬メーカーの大きなバックアップもないので全額有償だ。40年以上も有用性が確認されていない〝有償治験薬〟は、今も投与を望むがん患者やその家族に提供され続けている。

丸山ワクチンの使用には担当主治医の許可が必要となる。ワラをもつかみたい患者さんや家族にお願いされれば「嫌だ」なんて言えないから、オイラも「託してみましょう」となる。

投与中は定期的に血液検査などをして、結果を研究所に報告することになっているのだが、指定されている検査項目は「えっ、これでいいの⁉」と叫びたくなるモノ。謳われている抗がん性免疫なんかとまったく関係のない項目なんだから。現在、臨床治験として当たり前に行われている「無作為化プラセボ対照比較試験」を実施したら、単なる水と化すのではないかと思う。

多少のプラセボ効果はあるとしても、医学的な根拠が確認された薬や手術以外で、がん細胞との闘いに勝てるようなことはあり得ない。しかし、患者さん本人や家族の〝奇跡を信じる気持ち〟は十分にわかる。がん予防に紅茶が効くというなら飲むだろうし、キノコに抗がん作用があるというなら食べるだろう。

オイラが気に食わないのは、そこにつけ込み、言葉巧みに有効性を謳って商品を売りつけるメーカーだ。「効きます」というデータ、「元気になりました」と語る患者の顔や声などなど、いくらでも捏造できる。目的は金儲け。そんな連中は〝磔《はりつけ》獄門〟〝裸逆さ吊りYの字固め〟の刑に処すべし。

とはいうものの、本人たちが奇跡を信じ、それで救われるのであれば、認めるべきなのだろう。たとえプラセボ効果であれ、病状が緩和されるのであれば、それを取り上げることなどできない。心のよりどころとなる宗教にしても同じだ。

50 いざというときのドクハラ対策

医者の発言に傷ついたときは、どんどん指摘してほしい。こちらだって、他の患者さんに同じ辛い思いを経験させたくはないのだ。

ある日、オイラの友人があまりにも元気がないので、どうしたと聞くと、「ドクハラをやっちまった」とポツリ。聞くと患者さんが心の中で自身のハンデと思っていたことを軽い口調で言ってしまったというのだ。その友人は専門医・認定医といった肩書をいくつか持っているので、「ドクハラ専門医を肩書に加えたら？」とさらに深く奈落の底にブチ落としてやった。

しかし、そのあとでハタと気づいた。腹部手術の跡を「バッサリ切られた、ガッハッハ〜」と笑い飛ばしている患者さんでも、ホントは他人にはできるだけ見られたくないと思っている人が少なからずいると思う。とすると、医者から「確かにバッサリですね、ガッハッハ〜」などと言われた患者さんは、病院を出てから涙を流しているかもしれない。気づいていないだけで、自分もドクハラ専門医になっているときがあるかもしれない、と。

医療というものは医者と患者さんのコミュニケーションがあってこそ、良い結果を共有できるものと思っている。ドクハラはコミュニケーションを阻害してしまうものだ。無礼な言動を指摘されたならば、われわれは真摯に反省して誠意を込めて謝り、同じことが起きないように努力するべきだ。

ただ、**患者さんにお願いしたいのは、診察における医者の失言には穏やかに対応してほしいということ。**以前バイトしていた病院で、隣の診察室から「うちの親を〝枯れ枝〟というのか！」と怒鳴り声が聞こえてきたことがある。もちろん、お叱りの原因は暴言を吐いたお隣の先生にあったのだが、漏れ聞いたオイラも我がことのように反省しきりとなる勢いだった。

強い怒りを向けられると、医者はそのあと診療のリズムが狂ってしまうし、落ち込みが深くてリカバリーにも時間がかかってしまう。

たとえば、医者がご年配の患者さんに言葉をかけるときは、「もう歳なんだから、こういう症状が出てもしょうがない」というデリカシーのないセリフを、「年齢を重ねると、こういう症状が出てしまうんですよ」と言い替えるだけで印象がガラリと変わる。

それと同じで、医者に対するクレームも「先生、内心気にしていることを言われましたので、気をつけてもらえませんか」程度で十分に通じるのだ。言い方ひとつで大きな波風を立てずにすむし、その後のコミュニケーションがささくれ立つこともない。よろしくお願いします。

さて、ドクハラはこちらの責任として、何でもかんでもイチャモンをつけるような思考回路の患者さんは困る。実際、〝モンスターペイシェント〟なんていう、おっかない人たちがいる。

たとえば、女性が腹痛で診察を受けるとしよう。医者が痛くないところから触りはじめると、一般の人は何かいやらしい感じがすると思いがち。しかし、これはドクハラでもセクハラでもなく、行うべき普通の触診の手順なのだ。

触診は、患者さんが痛いと指摘する場所から一番遠いところにそっと手のひらを当てて診ていくものなんじゃ。手のひらを当てるのは、医者の体温を認識してもらうため。痛い場所の遠くから触っていくのは、最初から「痛い」という場所を触ったり押したりすると、他の所見がとれなくなる場合があるからだ（他の所見の有無で診断が変わったり加わったりすることがある）。

実際に胆嚢炎の患者さんの触診で、痛がる胆嚢の5㎝左の奥のほうにシコリを見つけ、検査したら大腸がんだったということがある。これはオイラが偉いのではなく、内科診断学に必ず記載されている診察の基本に従っただけだ。

「お腹が痛いんですけど」と言われて、ろくすっぽ問診もせずに冷たい手でいきなり「ここですか〜、ここが痛いですか〜」と触って、すぐ「胃潰瘍かもしれませんな」なんて簡単に診断しちゃう先生のほうが、ヤブかもしれないぞ。

おわりに——信ずる者は足をすくわれる

内需拡大とはいえ、虚偽をうたって健康サプリ。命より、金、金、金の製薬業界。病気を断片的にしか理解せずに、それがすべてであるかのように発信する、視聴率にしか興味のないメディア。しかも、その内容は出刃亀《でばかめ》的。そして彼らが選んだ、実際に患者さんを診ていないのに病気を解説するコメンテーター。また、目の前のお医者さんの医師としての生い立ちや心の裏側、病院経営の内実などなど、読者諸兄は本書でさまざまなタブーや楽屋裏を垣間見られたことだろう。

このご時世、信ずる者は救われるどころか、じつは、信ずる者は足をすくわれていた、ということがおわかり戴けたと思う。これをきっかけとして、読んでいただいた方の健康や病気や医療への考え方が少しは変わってくれたとしたら、本望である。

では、本書を発刊したことでオイラの生活はどうなるか？　きっと何も変わらないだろう。これからも、「そうじゃないんだけどな〜」と思いつつ毎日多くの患者さんを診察し、内視鏡をし、後輩を育てる。
そして、仕事帰りにぶらりと居酒屋の暖簾《のれん》をくぐるのも変わりないだろうと思う。印税が少々入ったって、こちとら煮込みや焼き鳥が好きとあっちゃあ、み〜んな同じ味の高級店なんぞの敷居は跨《また》ぎません。だから、ひょっとすると、カウンターのアナタの横でホッピーをグビリとやっつけているのが、オイラかもしれませんぞ。

Dr・ホッピーこと、酒匂常男

2014年3月

本書は、ｗｅｂマガジン『月刊チャージャー』連載「おまいら、医者の言うことは聞いておけ！」、および、ｗｅｂマガジン『ｃｏｄｅ－Ｇ』連載「医者の言うことは聞いておけ！」掲載の内容を抜粋・加筆・再構成して書籍化したものです。

著者略歴

酒匂常男（さかわ・つねお）

東京近郊のクリニックと都内の大学病院を兼務する29年目の内科医。以前はある分野では関東で屈指の名医（迷医？）と言われていたが、今は居酒屋専門医と称されるようになった。実診療では、問診はかなりしつこく、しかしエビデンスに基づいた説明・治療をモットーにしている。座右の銘は「努力してできたことを標準と思え」。趣味はフライフィッシングとウォーキング（紅灯の巷の散策）。"Dr.ホッピー"のペンネームでwebマガジン『code-G』に「医者の言うことは聞いておけ！」（http://code-g.jp/hoppy/）を連載中。

【大活字版】

医者《いしゃ》が教《おし》える、知《し》らないと怖《こわ》い50の真実《しんじつ》

2018年11月15日　初版第1刷発行

著　者：酒匂常男《さかわつねお》

発行者：小川 淳
発行所：SB クリエイティブ株式会社
〒106-0032　東京都港区六本木 2-4-5
電話：03-5549-1201（営業部）

編集協力：尾関和晴／古澤秀和／中山 薫
装　幀：ブックウォール
組　版：株式会社キャップス
印刷・製本：大日本印刷株式会社

落丁本、乱丁本は小社営業部にてお取り換えいたします。定価はカバーに記載されております。本書の内容に関するご質問は、小社学芸書籍編集部まで必ず書面にてご連絡いただきますようお願い致します。

本書は以下の書籍の同一内容、大活字版です
SB新書「医者が教える、知らないと怖い50の真実」

ISBN 978-4-7973-9958-5

SB新書

215
心と身体を整える
岸式腹筋トレーニング
岸 陽
「自分の持つ力を最大に引き出す」「どんな時でもベストパフォーマンスが出る」「ストレスに対処できる心と身体を作る」に焦点を当てたトレーニング理論。

216
プロフェッショナルの習慣力
森本貴義
揺るぎない自信を生み、潜在能力を開花させる手法「ルーティン力」。こつこつと続けることが得意な日本人にとって最も適した能力開発法を紹介する。

217
血管からがんを治す
カテーテル治療の挑戦
奥野哲治
血管内治療とは何か？ 多くのがん患者と向き合ってきた、血管内治療の第一人者による、がん治療の最前線からのレポート。

218
戦国大名の城を読む
萩原さちこ
武田信玄、北条氏康、毛利元就、織田信長、豊臣秀吉、加藤清正、徳川家康、藤堂高虎、伊達政宗……戦国大名の城を通して、彼らの野望や戦略を読む。

219
自閉症スペクトラム
本田秀夫
自閉症とアスペルガー症候群、さらには障害と非障害の間の垣根をも取り払い、従来の発達障害の概念を覆す「自閉症スペクトラム」を多角的に解説する。

220
本当は面白い「日本中世史」
八幡和郎
従来の日本中世史の常識を打ち破る明快な分析で時代の本質を明らかにし、これまでにない「わかりやすくて面白い」中世史を詳らかにしていく。

221 腹いっぱい肉を食べて1週間5kg減！ケトジェニック・ダイエット　斎藤糧三

ヒトはもともと肉食。良質の肉を食べ、カロリーではなくご飯やパンなどの糖質をカットすると、脂肪がメラメラと燃えてスリムな体形のケトジェニック体質に！

222 頑張らなくてもやせられる！メンタルダイエット　木村穣

自分のなかにある〝思い込み〟に気づき、行動を変えていく認知行動療法をベースに、現実的な行動目標で確実にやせる。リバウンドなしの必勝ダイエット法！

223 大増税でもあわてない相続・贈与の話　天野隆

2015年からの施行がほぼ確実となった税制大綱改正で、相続税の課税対象となる相続は約2倍に。新法の基本的知識と節税対策で知識武装し、身を守れ！

224 アラフォーからのロードバイク　野澤伸吾

多くの市民サイクリストの練習会を率いる〝カリスマ自転車屋〟が、基礎の基礎から、ベテランでも目から鱗のノウハウまで、ロードバイクの醍醐味を伝える。

225 自宅で楽しむ発電　中村昌広

自宅で楽しみながら実践できる、自家発電および蓄電・消費の具体的な方法と、著者が行う電気の家産家消の生活から学んだ使える知識や小ワザを紹介。

226 バカと笑われるリーダーが最後に勝つ　松山淳

成功するリーダーはみな〝トリックスター性〟を持つ。織田信長から高橋みなみ（AKB48）まで、リーダーの人物像や行動特性を分析、成功の秘訣を学ぶ。

SB新書

227
「コリと痛み」を消せばあなたは100歳まで生きられる
松原英多
放っておくと恐い「プチ疼痛症候群」と、その対処法のすべて。軽いレベルの肩こり、腰痛、膝痛を放置しているあなたは、必読。

228
植物は動けないけど強い
北嶋廣敏
植物は動物と違って、自分で動くことも声を出すこともできない。しかし植物は、とても賢く、たくましい。そうした植物の巧妙な生き方を紹介する。

229
本当は偉くない？世界の歴史人物
八幡和郎
あの歴史上の人物は本当に偉かったのか。世界史の重要人物を偉人度と重要度で採点し、その知られざる実像に迫る。誰もが知っている歴史人物の意外な素顔。

230
親に何かあっても心配ない遺言の話
天野　隆
相続を〝争続〟にしないために最も有効なのは遺言書。要件、書式、事例の紹介に加え、どうやって親に書いてもらうかを相続人の立場に立って解説する。

231
データサイエンティスト
橋本大也
データサイエンティストとはどんな仕事か。どういう資質が必要か。どう育てるのか。その全体像を知り、自らの業務との接点を理解する基本の一冊。

232
秘境駅の歩き方
牛山隆信
西本裕隆
山奥や原野など人里から離れた場所に存在している鉄道駅、それが秘境駅。週末に行けるプチ探検。自然や歴史に溢れた秘境駅の魅力を伝える。

SB新書

233 死にたくないんですけど
八代嘉美
海猫沢めろん

再生医療やバイオテクノロジーが話題に事欠かない昨今、人気作家と再生医療の研究者が、先端技術から死生観までを縦横無尽に語り合う。

234 秀吉家臣団の内幕
滝沢弘康

豊臣秀吉が築き上げた組織とはいかなるものだったのか？　その歴史をたどりながら、秀吉を取り巻く群像のドラマを描き出す。天下人の組織の構造と歴史。

235 マラソンは最小限の練習で速くなる！
中野ジェームズ修一

多忙なビジネスパーソンが、日々の限られた練習時間の効果を最大化する。月間走行距離１００㎞台でサブスリーを狙える超効率的トレーニング法を紹介。

236 非常識ゴルフメソッド
武市悦宏

２０１３レッスン・オブ・ザ・イヤー受賞のカリスマレッスンプロが、10代から80代までがラクに飛距離とスコアをアップできる〝ツイスト打法〟の真髄を伝授。

237 プロ野球で「エースで4番」は成功しないのか
小野俊哉

日本ハムの大谷選手が挑んだ「二刀流」が話題だ。本書では、プロ野球における二刀流の系譜をたどり、知られざる名選手たちの二刀流を読み解く。

238 オタクの心をつかめ
寺尾幸紘

膨らみ続けるオタク市場。市場分析だけではない、具体的な成功や失敗例の解説も交え、すぐに応用可能なオタク相手のビジネスヒントを紹介する。

SB新書

239 ウザい相手をサラリとかわす技術　清水克彦

人づき合いは距離感が9割。苦手な相手ともストレスなくつき合い、関係性をスムーズにするためのノウハウを大公開。人間関係に悩んだときの処方箋。

240 「20秒」でねこ背を治す　長岡隆志

まず、良い姿勢のイメージを頭で正しく理解。本書で紹介する基本的なエクササイズから、試しやすいものを拾い読みするだけで劇的に姿勢は良くなる。

241 長生きしたけりゃデブがいい　新見正則

「デブ＝悪」ではない、「デブ＝健康的」なのだ。理想体重より20kg太っていても大丈夫。その理由と長生きできるカラダのつくりかたを徹底的に伝授する。

242 うつを鍼灸で治す　齋藤剛康

あまり知られていないが、古来、日本に伝わる鍼や灸によって、うつが治療できる。本書で、鍼灸によるうつ治療の実態を余すところなく伝える。

243 心を動かす！「伝える」技術　荒井好一

東京オリンピックを招致したあの奇跡のプレゼンからスピーチの技術を学びとる。感性に訴え共感を呼ぶスキルは、エクササイズを通じて体で覚えこむ。

244 なぜ男は女より早く死ぬのか　若原正己

地球上に住んでいる生物の「性」の不思議と面白さを、生物学の視点から読み解く。生物のさまざまな性を知ることで、人間の「男と女」の本質が見えてくる。

SB新書

245
サラリーマンは早朝旅行をしよう！
日本エクストリーム出社協会 編
休日を待たなくても、平日の朝が休日になる。出勤前に温泉に浸かってホッコリしてから何食わぬ顔で定時出社。これで仕事も午前中からフル回転！

246
腸をダマせば身体はよくなる
辨野義己
「うんち博士」として腸や便の研究で知られる著者が、腸の賢さなどをよく知ることで、俗説や間違った常識を排し、腸と上手に付き合っていく習慣を説く。

247
1つ3000円のガトーショコラが飛ぶように売れるワケ
氏家健治
扱う商品は、1つ3000円の「ガトーショコラ」1品だけ。人気スイーツ店の儲けのカラクリが徹底的にわかる！ 大逆転の戦略的ブランディング術。

248
9割の不眠は「夕方」の習慣で治る
白濱龍太郎
多忙なビジネスパーソンの現実に適した、終業後、帰宅後のちょっとした習慣で入眠を誘い、翌朝スッキリ起きられる「白濱式・48の睡眠メソッド」。

249
住んでみた、わかった！ イスラーム世界
松原直美
先端的な近未来都市ドバイ。そこに暮らす人々はイスラームの教えに忠実に生きていた！ イスラーム世界に飛び込んだ日本人女性による体験記！

250
こんなふうに教わりたかった！ 中学数学教室
定松勝幸
昔数学が苦手だったあなたに、「こんなふうに教わっていれば、数学嫌いにならずに済んだのに……」と地団駄を踏ませる、中学数学を基本の「キ」。

SB新書

251
医者が教える、知らないと怖い50の真実
酒匂常男
病気や健康に関する常識のウソ、軽視されがちだが命に関わるほどヤバいこと、効き目があると思っているが全くデタラメなこと、全部ぶっちゃけます！

252
最短で効く！遺伝子タイプ別ダイエット
白澤卓二
ＤＨＣ
肥満に関わる遺伝子3タイプがわかると、自分の体質に応じたダイエット法が分かる！　これが、科学的で理に適ったリバウンドしないやり方だ！

253
読むだけで人間力が磨かれる、大人の漢文
田部井文雄　監修
漢文には人間力を高めるための知恵が詰まっている。古典とその名言、エッセンスを身につけ、状況に応じて自分に効く座右の銘を手に入れよう！

254
もしものときに迷わない遺品整理の話
内藤　久
遺品整理のプロが、遺品で困らないために何をしておくべきか、遺品整理で迷ったときにどう対処すべきかを、実際のエピソードをもとに解説。

255
ずるさで勝る水平思考トレーニング
木村尚義
ある飲食店で１００％注文されるメニューとは？　ずるさに反撃！　「なんだ！」「そうか‼」と相手をくやしがらせるクイズ版・逆転の発想法。

256
なぜ日本人は「わきの下」も英語で言えないのか？
デイビッド・セイン
わきの下、有給休暇、できちゃった婚――あなたは英語で言えますか？　学校では教えてくれない、ネイティブとの日常会話必須表現１２００を厳選。